Mosaik
bei GOLDMANN

Buch

Das einzigartige Pilates-Training von Brooke Siler sorgt mit einfachen
Übungen für eine tolle Figur, mehr Energie und ein neues Körperbewusstsein.
Mit klaren Step-by-Step-Anleitungen, exakten Übungsfotos und zahl-
reichen Visualisierungstechniken bietet dieses Buch alles für ein wirksames Workout zu Hause.

Autorin

Brooke Siler – berühmt als »Trainerin der Stars« – ist Inhaberin von
New Yorks bekanntestem Pilates-Studio und zählt zu den führenden
Fitness-Gurus der USA. Ihre einmaligen Visualisierungsübungen ma-
chen das Pilates-Training besonders wirkungsvoll.

Brooke Siler

Schlank
und schön mit
Pilates

Das Super-Workout für zu Hause

Das Kulttraining von Madonna,
Julia Roberts, Sharon Stone u. a.

Aus dem Englischen
von Rita Penney

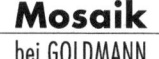

Mosaik
bei GOLDMANN

Umwelthinweis:
Alle bedruckten Materialien dieses Taschenbuches
sind chlorfrei und umweltschonend.

2. Auflage
Vollständige Taschenbuchausgabe Juni 2003
© Wilhelm Goldmann Verlag, München,
ein Unternehmen der Verlagsgruppe Random House GmbH
© 2000 Mosaik Verlag, München,
ein Unternehmen der Verlagsgruppe Random House GmbH
© 2000 by Brooke Siler
Fotos: Marc Royce
Illustrationen: Meredith Hamilton
Umschlaggestaltung: Design Team München
unter Verwendung des Umschlagentwurfs
von Heinz Kraxenberger, Unterföhring
Satz: Uhl + Massopust, Aalen
Druck: GGP Media, Pößneck
Verlagsnummer: 16545
Kö · Herstellung: Ina Hochbach
Printed in Germany
ISBN 3-442-16545-8
www.goldmann-verlag.de

Inhalt

»Körperliche Fitness erhält man weder durch Wunschdenken,
noch kann man sie käuflich erstehen.«

Joseph Pilates

Dieses Buch widme ich dem Andenken meines Vaters, Bern Siler, der mich über die unglaubliche Kraft des Geistes und über die Komplexität des Körpers aufgeklärt hat und mich gelehrt hat, wie wichtig positives Denken ist.

Außerdem möchte ich dieses Buch der nie ermüdenden Leistung von Romana Kryzankowska widmen, die das Andenken an Joseph Pilates und seine Arbeit immer aufrecht erhält. Ihr Enthusiasmus und ihre Sorgfalt machen es uns allen möglich, in den Genuss der Pilates-Methode zu kommen. Sie ist ein sehr inspirierendes Beispiel für die Wirkung von Hingabe und Engagement, es ist eine Ehre für mich, weiterhin von ihr lernen zu dürfen. Dankeschön, Romana!

Was ist Pilates?

Die Pilates-Methode wurde von Joseph H. Pilates vor über siebzig Jahren entwickelt und ist ein einzigartiges System aus Dehn- und Kräftigungsübungen. Mit diesem Körpertraining werden die Muskeln gestärkt und geformt, die Haltung verbessert, Flexibilität und Gleichgewicht erhöht und Körper und Geist vereint – der Körper wird insgesamt stromlinienförmiger.

In einer Zeit, in der die Fitness-Industrie sich überschlägt in der Entwicklung ständig neuer, innovativer Trends, ist die Pilates-Methode mit ihrer jahrzehntelangen Erfolgsgeschichte etwas Besonderes. Pilates wurde entwickelt, um einen gesunden Körper und einen gesunden Geist zu schaffen und gesund zu leben. Heute sind die Menschen bereit dafür und akzeptieren diese Botschaft.

Seit den letzten fünf Jahren gibt es ein großes Interesse und einen großen Ansturm auf alle Körperübungen, die den Geist mit einbeziehen, vielleicht aufgrund eines neuen Bewusstseins oder weil viele Menschen von den Ergebnissen trendiger Fitnessprogramme enttäuscht sind und sie festgestellt haben, wie wenig sie mit den Fitnessprogrammen der 80er erreicht haben. Sie haben ziemlich viel gegeben für diese »Kein-Schmerz-kein-Erfolg«-Mentalität, aber letztendlich zu viel von ihrer kostbaren Freizeit dabei verloren. Sie haben festgestellt, dass Körperübungen für sie zwar ein wichtiger Teil des Lebens sind, aber dass sie Spaß machen sollen und kein Muss sein dürfen. Mit Pilates, vor allem mit den Übungen auf der Matte, minimieren wir die Zeit, die wir im Sportzentrum oder vor einem Übungsvideo verbringen und maximieren die Ergebnisse. Das Mattentraining lehrt uns, dass der Körper der beste und der einzig notwendige Trainingsapparat ist, um körperliche Fitness zu erreichen.

Der Körper als Einheit

Die alten Übungen gefallen auch aus einem anderen Grund nicht mehr: Sie konzentrieren sich immer auf individuelle Muskeln und trainieren jeden Körperbereich einzeln, anstatt den Körper als Einheit zu bearbeiten. Die schlechte körperliche Verfassung vieler Menschen resultiert aus diesem Ungleichgewicht, mit dem in komplizierten, ineffektiven Übungen einzelne Körperteile betont und andere vollkommen vernachlässigt wurden. Wenn unser sportliches Ziel darin besteht, den Körper auszubalancieren, den Kreislauf anzuregen, Stress zu reduzieren, die Ausdauer zu verbessern, besser auszusehen und uns wohl zu fühlen, dann sollten wir eigentlich sofort mit dieser Methode beginnen, die sich in all diesen Punkten über siebzig Jahre lang bewährt hat.

Die Pilates-Methode trainiert die Zusammenarbeit von Geist und Körper mit dem Ziel der allgemeinen Fitness. Obwohl Joseph Pilates in einer ganz anderen Epoche geboren wurde, verstand er den physischen und geistigen Druck eines vollen Terminkalenders. Er versucht uns beizubringen, wie wir unseren Körper mit der gleichen Zielstrebigkeit bearbeiten können, mit der wir unsere täglichen Aufgaben im Geist durchgehen, damit wir gleichzeitig geistig und körperlich produktiver werden. Das Mattentraining von Pilates wurde deshalb so gestaltet, dass es in die physischen und zeitlichen Zwänge jedes Einzelnen passt, dabei seine vielfältigen Möglichkeiten aber nicht verliert.

Joseph Pilates wurde 1880 in der Nähe von Düsseldorf geboren und begann mit seiner Methode in Deutschland zu Beginn des 20. Jahrhunderts. Er wollte mit seinen Übungen seinen kranken und gebrechlichen Körper stärken, denn er hatte als Kind unter Asthma und Rachitis gelitten. Er nannte sie die »Kunst der Kontrollogie« oder Muskelkontrolle und wollte damit den einzigartigen Ansatz ausdrücken, mit dem Geist die Muskeln zu beherrschen. Bei Ausbruch des Ersten Weltkriegs befand er sich gerade in England und wurde interniert. Er trainierte andere Inhaftierte mit seiner Methode und konnte sie damit vor der tödlichen Grippe-Epidemie 1918 bewahren. Im letzten Teil des Krieges diente er als Sanitäter in einem Krankenhaus auf der Insel Man, wo er schon bald mit gehbehinderten Patienten arbeitete. Mit Federungen an den Krankenbetten versuchte er, während des Trainings die schmerzenden Glieder zu unterstützen. Die Ärzte und er stellten bald fest, dass bei den Patienten eine schnellere Besserung eintrat.

Diese Übungen mit den Stahlfedern dienten als Basis für die Apparate, die Pilates später entwickelte. Deshalb wird der Name Pilates oft mit altmodisch ausschauenden Geräten in Verbindung gebracht. Aber das eigentliche System, das Pilates entwickelte, war das Mattentraining, das genauso effektiv ist wie das Training an den Apparaten. In diesem Buch wird das gesamte Mattentraining vorgestellt. Für das Pilates-Mattentraining braucht man keine Ausrüstung; es kann überall durchgeführt werden, wo ein menschlicher Körper ausgestreckt Platz hat.

Erstes Studio in New York

Als Pilates 1926 von Deutschland in die USA auswanderte, eröffnete er sein erstes Pilates-Studio in New York. Seit ihrer Einführung in Amerika hat die Pilates-Methode (ausgesprochen Pi-lah-tis) eine stetige und begeisterte Gefolgschaft. Sie ist seit den 20er Jahren das Geheimnis von vielen Tänzern und Schauspielern. Martha Graham und George Balanchine beispielsweise waren große Fans – und in jüngerer Zeit wurde die Methode von Athleten, Models und Schauspielern entdeckt. Sie zeigen damit, dass sie ihre kräftigen und geschmeidigen Körper der Pilates-Methode verdanken.

Joseph Pilates veröffentlichte 1945 das Buch »Return to Life«, dessen Titel schon das wahre Wesen der Pilates-Methode ausdrückt. Durch konzentrierte und kreative Anstrengung werden auch Sie von der mannigfaltigen Wirkung dieses einzigartigen Trainings profitieren und Ihren Körper durch Bewegung und Ihren Geist durch bewusstes Denken wieder neu beleben. Diese Kombination ist das Besondere an der Pilates-Methode: die Neubelebung des Geistes als Voraussetzung für einen gesunden Geist und einen gesunden Körper.

»Im Idealfall gehorchen unsere Muskeln unserem Willen, denn die Vernunft gebietet uns, dass unser Wille nicht von den Reflexen unserer Muskeltätigkeit dominiert wird.« Joseph Pilates glaubte an die Fähigkeit des Geistes, unseren Körper zu kontrollieren. Er wies diese Theorie immer wieder in intensiver Forschung und jahrelangem Training nach. Seine Studenten und Nachfolger beweisen, dass seine Theorie auch heute noch Gültigkeit hat.

Seit meinem fünfzehnten Lebensjahr habe ich die unterschiedlichsten Sportstudios besucht und alles ausprobiert, was es gab. Ich habe jahrelang als Trainerin mit Gewichten und Geräten gearbeitet und wirklich geglaubt, das würde meinem Körper gut tun und ihn kräftigen. Aber das war falsch. Das Einzige, was ich erreicht habe, war, aus einem jungen, lebhaften Körper ein steifes, massiges Muskelpaket zu machen. Ich verbrachte täglich Stunden in der Sporthalle auf der Suche nach einem Wohlbefinden, das sich mir immer wieder entzog. Ich fühlte mich weiterhin unwohl und hatte Schmerzen, die kein Trainingsprogramm lindern konnte. Und was noch schlimmer war … ich langweilte mich fürchterlich!

Süchtig nach Pilates

Dann entdeckte ich die Pilates-Methode des Körpertrainings. Innerhalb weniger Wochen spürte ich die innere Stärke, nach der ich mich so lange gesehnt hatte. Meine Bewegungen wurden kontrollierter und elastischer. Ich stand aufrechter und hatte eine Energie wie niemals zuvor. Nach wenigen Monaten wurden meine massigen Muskeln länger, und meine Beweglichkeit verzehnfachte sich. Ich fühlte mich graziös und geschmeidig wie eine Tänzerin. Anschließend verschwanden meine Schmerzen, ich lernte die Bewegungen zu genießen. Aber was noch wichtiger ist: Durch mein neues Wissen fühlte ich mich richtig beflügelt. Mein Interesse war geweckt, ich hatte mich unter Kontrolle und wurde süchtig nach Pilates.

Zweieinhalb Monate, nachdem ich Pilates entdeckt hatte, begann ich die Trainerausbildung. In all den Jahren seither habe ich mich in dieser Welt des Pilates als Schülerin und Lehrerin weiterentwickelt. Ich habe tausende von Stunden trainiert und konnte die Wunder dieser Methode bei meiner eigenen Arbeit und bei meinen Studenten erleben.

Ich lernte weiter unter der meisterlichen Leitung von Romana Kryzanowska, die von Joseph und seiner Frau Clara Pilates als Nachfolgerin ausgewählt worden war. *Schlank und schön mit Pilates* soll Ihnen die Brillanz dieser Methode auf klare, prägnante und kreative Art näher bringen. Für jede Bewegung habe ich visuelle und sprachliche Hinweise gegeben, um Ihren Geist zur Handlung zu stimulieren. Mit Geduld und Ausdauer wird Ihr Körper Ihnen folgen, sodass Sie bald selbst die Wirksamkeit der Pilates-Methode spüren werden.

Das Schöne an Pilates ist, dass Sie die Bewegungen für alle möglichen Zwecke verwenden können, wenn Sie den Kern der Philosophie verstanden haben. Jede Übung an sich ist eine wichtige Bewegung und hilft, sich über den Tag hinweg richtig zu dehnen und zu stärken. Aber Pilates ist kein isoliertes Trainingsprogramm. Viele Menschen nutzen die Übungen, um sich in anderen Bereichen zu verbessern; selbst Athleten binden die Bewegungen und die Philosophie von Pilates in ihren Sport mit ein. Aber unabhängig davon, ob Sie Athlet oder Sesselhocker, jung und beweglich oder alt und steif sind, die Pilates-Methode verändert mit Sicherheit Ihre Beziehung zu Ihrem eigenen Körper, und sie beeinflusst die Art und Weise, wie Sie ihn durch die Welt tragen.

Die Kraft des Geistes

Die Kraft, mit der wir unser Wohlbefinden kontrollieren können, ist in der Tat verblüffend. Es beginnt damit, dass wir unseren Körper als einen Teil unserer Kreativität sehen. Diese Fähigkeit bringen wir alle mit auf die Welt. In uns allen schlummert immer noch die lebhafte Fantasie unserer Kindheit, wir müssen uns nur daran erinnern. Anstatt diese Kraft und Fantasie zu verschwenden, werden Sie lernen, sie für sich selbst nutzbar zu machen. Mit diesem Buch entdecken Sie, Ihren Geist kreativ mit den Bewegungen Ihres Körpers zu kombinieren. Es ist wichtig zu verstehen, welche Rolle Sie selbst dabei spielen. Von Ihnen hängt alles ab. Das, was Sie hineingeben, werden Sie auch empfangen, nicht mehr und nicht weniger.

Vergessen Sie nicht, dass Sie mit der Kraft Ihres Geistes alles erreichen können. Sie werden Ihr Ziel erkennen und daran arbeiten, es zu erreichen. Dieses Buch hilft Ihnen auf diesem Weg, aber denken Sie daran, dass allein Ihr eigenes Engagement letztendlich alles erst möglich macht.

Viel Glück und vor allem – viel Spaß!

Brooke Siler

Der philosophische Hintergrund der Pilates-Methode

»Körperliche Fitness ist die erste Voraussetzung zum Glück«

Joseph Pilates glaubte, dass die wichtigste Grundlage für das Glück die Beherrschung des eigenen Körpers sei. Wenn man mit 30 Jahren steif und formlos ist, dann wirkt man »alt«. Wenn man mit 60 geschmeidig und stark ist, wirkt man »jung«.

Die Entwicklung seiner Methode wurde zu einer Vision der idealen Lebensweise, in der Körper, Geist und Seele vollkommen ausgeglichen sind. Durch Visualisierung, körperliche Ertüchtigung und Dehnen des Körpers gelangen geistige Energie und mehr Blut in die inaktiven Gehirnzellen. Dieser neue Schwung in Gedanken und Bewegungen ist der erste Schritt hin zur Stressreduzierung, zur Anmut der Bewegung, zu Munterkeit und mehr Lebensgenuss.

Eines der besten Beispiele für diese Theorie ist ein spielendes Kind. Die Beweglichkeit und Vitalität eines Kindes werden oft beneidet, weil es Züge sind, die wir alle verloren haben. Aber wer sagt das? Mit Geduld, Ausdauer und einem starken Willen wird alles wieder möglich sein.

Reduzierung von Stress und Erschöpfung

In unserer schnelllebigen Zeit wird unsere Gesundheit und unser Glück von physischem und geistigem Stress bedroht, dem wir überall ausgesetzt sind. Wir verbringen unzählige Stunden vor dem Computer oder über den Schreibtisch gebeugt, oder wir laufen herum, heben, schleppen und richten damit größte Zerstörungen in Körper und Geist an. Wenn wir uns nicht richtig um unseren Körper kümmern, werden wir uns nie wohl fühlen. Der größte Teil unseres Stresses und unserer Erschöpfung entsteht durch schlechte Haltung, einen unausgeglichenen Körper und falsche Atmung. Zuerst müssen wir also lernen, unsere Muskeln richtig zu stärken und zu kontrollieren, bevor wir sie den Härten des Alltags aussetzen.

Heutzutage sieht es fast so aus, als würden nur Hobbys und Freizeit für Entspannung und Erfrischung sorgen; aber warum muss das so sein, wenn wir die Kraft und Geschmeidigkeit, die in unserem Körper steckt, so leicht anwenden und nutzen können?

Die Pilates-Methode des Körpertrainings ist keine anstrengende Technik, die müde und schlapp macht. Nein, eigentlich trifft fast das Gegenteil zu. Dadurch, dass Sie mit den Bewegungen den Körper dehnen, während Sie gleichzeitig die Muskeln stärken, schaffen Sie für den Körper einen Zustand der Entspannung, dem er immer und gerne folgen wird. Wir sind viel zu sehr daran gewöhnt, uns anzustrengen, wenn wir die Muskeln kräftigen wollen, statt die eigentliche Bewegung selbst zu genießen.

Mit bildlicher Vorstellung Geist und Körper fordern

Die meisten Leute, die mit Körpertraining und Gymnastik aufhören, nennen Langeweile als Hauptgrund – das glaubt man gern, denn die meisten Menschen treiben nur Sport, weil sie das Gefühl haben, sie »müssten« es tun und nicht, weil es Spaß macht oder geistig stimulierend ist. Denken Sie an all die Stunden, in denen Sie trainiert haben und Ihr Geist irgendwo ganz anders war. Anstatt nebenher in den Fernseher zu schauen oder an die Steuer oder den Babysitter zu denken, sollten Sie sich daran erinnern, was Sie eigentlich erreichen wollen. Im Grunde genommen erzielen Sie nur den halben Effekt, wenn Sie bei der Gymnastik nicht mit dem Geist dabei sind. So können Sie die Ziele, die Sie sich gesetzt haben, am wenigsten erreichen. Aber auch das Gegenteil ist fatal. Wenn wir bei der Arbeit unseren Geist anstrengen, ohne zu bedenken, wie sehr wir unseren Körper dafür strapazieren, fordern wir das Schicksal heraus. »Gesunder Körper, gesunder Geist« – ein gesunder Ratschlag, den schon die alten Griechen und Römer kannten!

Die bildliche Visualisierung ist im Fitness-Bereich ein ziemlich neues Konzept, aber bei weitem das effektivste. Wenn wir unseren Geist durch die bildliche Vorstellungskraft in Anspruch nehmen, gewinnen wir am einfachsten Zugang zu unserem komplexen anatomischen System. Wenn man visuelle Metaphern anwendet, kann man die Muskeln unbewusst in Anspruch nehmen, ohne mehr über die Funktion und Anwendung der Muskeln wissen zu müssen. Wenn ich Sie auffordere, »so aufrecht zu sitzen, dass Ihr Kopf die Decke berührt«, haben Sie nicht nur mit Ihrem geistigen Auge dieses Gefühl visualisiert, sondern auch tausende von Muskeln eingesetzt, von denen Sie nicht einmal wissen, dass sie existieren. Sie fordern Ihren Geist und Ihren Körper so heraus, dass beide sich vereinen in ihrem Bemühen, das Ziel zu erreichen.

Wenn Sie sich geistig eine bekannte Situation vorstellen, kann der Körper instinktiv darauf reagieren. Der Geist wird in Anspruch genommen, und das Ganze macht mehr Spaß. Im Grunde genommen kontrolliert Ihre eigene kreative Fähigkeit die Aktionen des Körpers.

Wie die bildliche Vorstellungskraft instinktive Muskelreaktionen hervorruft

Die visuelle Vorstellungskraft schafft einen Bezugsrahmen, dem der Körper folgen kann. Wenn Sie Ihren Geist auffordern, ein Bild heraufzubeschwören, wird das körpereigene Signalsystem ausgelöst. Wie in einem Telefonnetz werden Bilder durch das Gehirn gejagt und instinktive Bewegungen übertragen. Stellen Sie sich vor, wie Ihr Körper reagiert, wenn er in den Bauch geboxt wird. Nicht sehr angenehm, der Gedanke allein reicht aus, um eine körperliche Reaktion hervorzurufen. Genauso können auch Ausdrücke wie »auf Luft laufen« oder »ein federnder Schritt« körperlich nachvollzogen werden.

Die Bewegungen des Mattentrainings werden bald so sehr zur zweiten Natur wie das Springen, Drehen, Ausstrecken oder nach vorne Lehnen, um einen heruntergefallenen Stift aufzuheben. Das Gute daran ist, dass Sie sich eine Bewegung nicht mehr nur in einer Gymnastikstunde vorstellen, sondern den Bewegungen des täglichen Lebens genauso viel Aufmerksamkeit schenken wie dem konzentrierten Unterricht im Sportstudio.

Pilates ging davon aus, dass die richtigen Bewegungen für den Menschen genauso natürlich sein sollten wie für ein Tier. Wenn ein Tier vom Boden aufsteht, streckt es sich vom Kopf bis zu den Pfoten und bis zum Schwanz. Nichts wird vergessen. Wenn wir Menschen uns bewegen, konzentrieren wir uns meist nur auf einen Teil und vergessen den Rest. Die Ironie liegt darin, dass wir fast bei allem, was wir tun, ob wir gehen oder sitzen, eigentlich alle unsere Muskeln benutzen können und sollten.

Wir haben alle in uns einen unbewussten Rhythmus. Wenn wir gehen, laufen, gestikulieren und uns sonst bewegen, tun wir das, ohne darüber nachzudenken. Das soll so sein, und genau davon geht die Pilates-Methode aus. Wenn wir von einer Bewegung in die nächste fließen, kehren wir zurück zum natürlichen Rhythmus unseres Körpers. Ich habe darauf geachtet, in jeder Übung den Übergang anzugeben, sodass Sie mit der Zeit lernen, ganz sanft von einer Übung zur nächsten zu gehen.

Das Ziel des Mattentrainings besteht darin, einen natürlichen Bewegungsfluss zu schaffen und dann langsam die Dynamik oder Energie zu steigern, mit der Sie die Bewegungen ausführen, aber ohne dabei die Kontrolle zu verlieren. Schließlich wird die Zeit, die Sie für das ganze Mattentraining brauchen, sich so verringern, dass Sie einige oder alle Übungen ausführen können, ohne dass der Wirkungsgrad nachlässt, mit der Sie die einzelnen Übungen ausführen.

Die Verbindung zwischen Pilates und Ihrem Tagesablauf

Zu Beginn scheinen die Bewegungen des Mattentrainings mit Ihrem Tagesablauf wenig zu tun zu haben, aber mit Geduld und Ausdauer werden Sie begreifen, dass diese Bewegungen einfach nur Werkzeuge sind, mit denen wir unseren Körper besser kennen lernen. Sobald Sie die Kontrolle über die Muskeln besitzen, können Sie sie bei allen körperlichen Bewegungen einsetzen, vom Gehen und Laufen bis zum Heben und Tragen.

Die Übungen von Pilates, die sich um Bauch, Hüften, unteren Rücken und Gesäß – also um das Körperzentrum oder »Powerhouse« – zentrieren, tragen zu einer guten Haltung bei. Sie sind die Schlüssel zur richtigen Anwendung der Muskelkraft, sodass dann sogar die schwierigsten täglichen Aufgaben mühelos von der Hand gehen.

»Wenden Sie niemals 10 Kilo Kraft für eine 5-Kilo-Bewegung auf«

Wenn es ein wirkliches Missverständnis im Sport gibt, dann die Annahme, viel helfe viel. Die Einstellung »Das scheint zu wirken, da mach ich gleich noch ein paar Runden« hat keinen Sinn. Das ist, als würden Sie doppelt so viele Medikamente einnehmen, damit es Ihnen schnell wieder besser geht. Das führt zu mehr Schaden als Nutzen, denn dadurch erschöpfen sich nur die Muskeln. In gewissem Sinne bedeutet die Pilates-Methode für den Kraftsport das Gleiche wie das Intervalltraining für Aerobic: eine verständigere Art, den Körper innerhalb der Grenzen der muskulären Ausdauer zu trainieren.

Das Konzept, alle Muskeln gleichzeitig durch immer wechselnde Übungen kontinuierlich zu trainieren, ist die wirksamste Art, Vitalität aufzubauen. Da alle Körpermuskeln in jeder Übung benutzt werden, braucht man nicht eine einzelne Region besonders zu stärken.

Qualität statt Quantität

Nur weil etwas nicht schmerzt, heißt es noch lange nicht, dass es nicht wirkt. Wenn ich einen Pfennig bekommen hätte für jedes Mal, an dem ich feststellte, dass eine Übung auch ohne Schmerzen funktioniert, wäre ich schon lange eine reiche Frau.

Ich weiß, dass viele Kraftsportler sich an die Schmerzen im Training gewöhnt haben und fast süchtig danach sind, aber die Schmerzen sind kein Zeichen dafür, dass die Übungen auch wirken. Muskelkater ist das direkte Ergebnis von Milchsäurebildung in den Muskeln, von falschem Dehnen oder von Rissen im Muskelgewebe. Die Energie, die der Körper benötigt, diese Schäden wieder auszubessern oder gegen die Erschöpfung anzukämpfen, verringert die Wirkung des Trainings.

Pilates wurde entwickelt, um mit den tiefsten Muskeln im Körper zu arbeiten und so ohne Schmerzen einen starken Kern aufzubauen. Da die Muskeln während der ganzen Pilates-Sequenz gleichzeitig gedehnt und gekräftigt werden, besteht auch nicht die Gefahr, nicht richtig aufgewärmt zu sein. Hier gibt es keine reißenden Muskeln, keinen erschütternden Stoß auf Ihre Gelenke oder eine Erschöpfung der Muskulatur, die über die augenblickliche Wirkung hinausgeht. Jede Bewegung hat eine genau vorgeschriebene Anzahl an Wiederholungen. Der Grund dafür ist, dass Sie bei korrekter Ausführung Ihre Muskeln so präzise und wirkungsvoll trainieren, dass jede weitere Übung unnötig wird.

Im Kraftsport wird meist die äußere Muskulatur trainiert und effektheischend aufgepumpt. Das ist gut, wenn Sie solche Muskelpakete haben wollen; aber dicke, steife Muskeln sind nicht unbedingt ein Ideal. Die klotzigen Muskeln von Arnold Schwarzenegger mögen auf manche Menschen attraktiv wirken, aber reine Masse hindert einen Muskel in seiner freien Bewegung. Im Vergleich dazu sind die schlanken, geschmeidigen Muskeln von Bruce Lee ein Beweis dafür, dass man die Muskelleistung erhöhen kann, indem man Anmut in der Bewegung mit Kraft kombiniert.

Glauben Sie an Ihre eigene Stärke

Das erste und größte Hindernis beim Körpertraining ist das eigene mangelnde Selbstvertrauen. Viele Menschen kommen in mein Sportstudio und beginnen instinktiv über ihre Unzulänglichkeiten zu klagen: »Ich bin so schwach«, »Ich habe keine Koordination«, »Ich bin faul«. Sie erwarten von mir, dass ich ihre Körper wieder in Ordnung bringe, dabei haben sie es doch selbst in der Hand, mitzumachen und fit zu werden. Wenn Sie sich die Mühe machen, in ein Sportstudio zu gehen oder dieses Buch zu lesen, geschieht schon etwas sehr Schönes in Ihnen. Belohnen Sie Ihren Wunsch nach Veränderung mit positiven Gedanken, anstatt auf den Schwächen herumzureiten, die Sie so sehr ärgern.

Der Glaube an Ihre eigenen Fähigkeiten ist der Schlüssel für Veränderungen Ihres Körpers. Ich bin glücklich, jeden Tag kleine Wunder zu erleben. Ich habe gesehen, wie die Schwachen stark, die Steifen beweglich und Menschen, die unter Schmerzen litten, schmerzfrei wurden. Und dafür gibt es nur den einen Grund, dass sie selbst daran glaubten. Es gibt nichts, was wir nicht erreichen können, wenn wir wirklich daran glauben – und das gilt vor allem in Bezug auf unseren eigenen Körper. Einen Großteil unseres Lebens versuchen wir, äußere Faktoren, auf die wir wenig oder keinen Einfluss haben, unter Kontrolle zu bekommen, während die einzige Sache, die wir wirklich kontrollieren können, sich sprichwörtlich unter unserer Nase befindet.

Die vielen Kunden meines Studios, die ich täglich trainiere, haben eines gemeinsam: meine konstante positive Ermunterung. Der Erfolg tritt dann ein, wenn sie selber an dieses positive Feed-back glauben. Wirkliche Stärke beginnt im Geist. Verschwenden Sie Ihre Kraft nicht länger, es sollte niemand mehr an Ihrem Erfolg interessiert sein als Sie selbst.

Verpflichtung zur eigenen körperlichen und geistigen Verbesserung

Wie immer im Leben, so wird auch in der Pilates-Methode nichts gelingen, wenn Sie nicht dafür sorgen, dass es gelingt. Es gibt keine gute Fee, die in der Nacht zu Ihnen kommt und Ihren Körper verändert. Die körperliche und geistige Verpflichtung, die Sie mit sich selbst eingehen müssen, um Ihr Ziel zu erreichen, ist der wichtigste Schritt im Veränderungsprozess.

An die Pilates-Philosophie zu glauben und sie zu befolgen, ist die beste Methode, eine Veränderung in Aussehen und Stimmung zu erleben, die an Wunder grenzt. Nehmen Sie sich die Zeit, die Essenz jeder Übung und die Freiheit der Bewegung zu erkennen, dann werden Sie schon bald die Ergebnisse sehen, nach denen Sie gesucht haben.

Loskommen von der Trainerfalle

Aus dem Mund einer Fitness-Trainerin hört es sich vielleicht komisch an, aber ich bestärke meine Klienten immer wieder zur Eigenständigkeit bei den Übungen. Die Pilates-Methode ist eine Erziehung zum Körperbewusstsein und soll Ihnen Mittel in die Hand geben, damit Sie sich um sich selbst kümmern können. Wenn Ihr Sportstudio früh schließt oder Ihr Trainer keine Zeit hat, ist das keine Entschuldigung, zu Hause zu sitzen und gar nichts zu tun.

Eigenständigkeit und Eigeninitiative ist ein sehr wirksames Instrument gegen das Risiko, das Training aufzugeben. Aus diesem Grund wurde das Pilates-Mattentraining konzipiert, damit Sie selbst zum Meister Ihres eigenen Fitness-Schicksals werden. Unabhängig davon, ob Sie fünf oder fünfundvierzig Minuten trainieren – wichtig ist, dass Sie etwas für Ihren Körper tun.

Prinzipien des Mattentrainings

Die Pilates-Methode hat aus sehr vielen verschiedenen Arten des Körpertrainings Elemente aufgenommen, von der chinesischen Akrobatik bis hin zum Yoga, aber sie enthält bestimmte feste Prinzipien, die all diese Elemente unter dem Namen Pilates zusammenbringen.

Konzentration

Die Konzentration ist das Schlüsselelement, um unseren Körper und unseren Geist miteinander zu verbinden. Wenn Sie Ihren Körper richtig trainieren wollen, müssen Sie auch geistig vollkommen präsent sein. Ihr Geist bringt Ihren Körper in Bewegung. Wenn Sie die einzelnen Bewegungen, die Sie ausführen, aufmerksam beobachten, wird Ihnen auffallen, wie sehr Ihre Muskeln auf Ihre Aufmerksamkeit reagieren. Wenn Sie sich auf eine bestimmte Region konzentrieren, merken Sie, wie die Region arbeitet. Das ist die Kraft Ihres Geistes. Nutzen Sie sie!

Kontrolle

Joseph Pilates baute seine Methode auf der Idee der Muskelkontrolle auf. Das bedeutet keine nachlässigen, unwillkürlichen Bewegungen, denn das ist die Hauptursache für Verletzungen in anderen Sportarten. Stellen Sie sich vor, Turner/innen, Akrobat/innen oder Tänzer/innen führten ihr Können unkontrolliert vor. Katastrophal! Das Gleiche gilt für die Übungen auf der Matte. Sie müssen mit äußerster Kontrolle ausgeführt werden, um Verletzungen zu vermeiden und positive Ergebnisse zu erhalten. Keine Pilates-Übung wird durchgeführt, nur um sie »abhaken« zu können. Jede Bewegung hat eine bestimmte Funktion, und die Kontrolle steht im Mittelpunkt.

Zentrum

Überlegen Sie, welche Muskeln Sie während des Tagesablaufs benutzen. Die meisten Menschen bewegen am häufigsten die Arm- und Beinmuskeln, aber wie sieht es aus mit unserem Zentrum? Wir haben sehr viele Muskeln in unserem Zentrum – das heißt in Bauch, unterem Rücken, Hüften und Gesäß –, die nach Aufmerksamkeit rufen. Pilates nannte dies das »Powerhouse«. Die ganze Energie für die Pilates-Übungen beginnt im Powerhouse und fließt nach außen in die Extremitäten. Die physische Energie entsteht im Zentrum, um unsere Bewegungen zu koordinieren. Dadurch wird ein starkes Fundament aufgebaut, auf das wir uns in unserem täglichen Leben verlassen können.

Flüssige Bewegungen

Ein Teil der Einzigartigkeit der Pilates-Methode ist die Flüssigkeit, mit der die Übungen ausgeführt werden. Es gibt keine statischen isolierten Bewegungen, denn unser Körper verhält sich naturgegeben eben anders. Schnelle, ruckartige Bewegungen anderer Techniken werden hier durch dynamische Energie ersetzt. Wichtiger als die Schnelligkeit ist die Anmut der Bewegungen, am Ende sollten sich die Bewegungen so flüssig anfühlen wie ein langer Schritt oder ein Walzer.

Genauigkeit

Jede Bewegung der Pilates-Methode hat ihren Sinn. Jede Anweisung ist unglaublich wichtig für den Erfolg des Ganzen. Wenn Sie ein Detail auslassen, opfern Sie den eigentlichen Wert der Übung. Es ist deshalb sinnvoller, sich auf eine präzise und vollkommene Bewegung zu konzentrieren, als mehrere Übungen halbherzig durchzuführen.

Schließlich wird diese Präzision zu Ihrer zweiten Natur werden – ohne Präzision funktioniert es nicht.

Atmung

Die Atmung ist die erste und letzte Handlung im Leben, es ist deshalb sehr wichtig, richtig atmen zu lernen. Um sein Ideal der vollkommenen Fitness zu erreichen, entwarf Joseph Pilates eine Methode der Blutreinigung durch Sauerstoffanreicherung. Durch vollständige Ein- und Ausatmung werden verbrauchte Luft und schädliche Gase tief aus den Lungen herausgeholt, der Körper wird mit frischer Luft angereichert, die das ganze System energetisiert und neu belebt. Sie werden feststellen, dass die richtige Atmung Ihnen hilft, Ihre Bewegungen während der Übungen und im täglichen Leben zu kontrollieren.

Drei weitere Prinzipien

Die meisten Bücher über Pilates geben sich damit zufrieden, diese ersten sechs Prinzipien vorzustellen, die in der Tat das Fundament der Übungen bilden. Aber es gibt noch drei weitere Prinzipien, die entscheidend sind für die Verwirklichung der Übungsziele. Obwohl diese Prinzipien in der heutigen Fitnesswelt kaum erwähnt werden, wird jeder begeisterte Anhänger der Pilates-Methode und jeder, der wirklich nach der Vereinigung von Geist und Körper strebt, erleben, dass man durch diese Prinzipien die Übungen erst wirklich erfahren kann, anstatt sie einfach nur durchzuführen.

Vorstellungskraft

Unser Geist arbeitet auf mysteriösen Wegen, und einer dieser Wege ist die Fähigkeit, einen bildlichen Rahmen zu schaffen, dem unser Körper folgen kann. Unser Geist ist die Schalttafel, durch die wir instinktive körperliche Reaktionen sofort auslösen können. Durch eigene kreative Gedanken können wir unserem Körper sprichwörtlich die Sporen geben. In *Schlank und schön mit Pilates* werden Sie die körperliche Bewegung durch Ihr geistiges Auge vertiefen. Ich habe visuelle und verbale Metaphern aufgeführt, um die Essenz dieser Übungen zu verstärken. Seien Sie kreativ!

Intuition

Wir hören nur sehr selten auf unseren Körper und betrachten die Kraft der natürlichen Intuition als selbstverständlich. Die meisten unter uns muten ihrem Körper Schmerzen, Unwohlsein und Erschöpfung zu, was oft zu Verletzungen und Krankheiten führt. Die Pilates-Methode beruht auf dem Ideal des Wohlbefindens und ist keine weitere, den Geist betäubende Schnelllösung, mit der die Bikinifigur für den Sommer erzwungen wird. Forcieren Sie nicht etwas, was nicht natürlich ist. Wenn es wehtut, sofort aufhören! Wenn Sie als Ihr eigener Trainer arbeiten wollen, ist es sehr wichtig, dass Sie darauf achten, was sich richtig anfühlt und was nicht. Mit der Zeit werden Sie die Wirkung der Übungen schon spüren, wenn Sie sie ausführen, und die Ergebnisse erhalten, die Sie sich wünschen.

Integration

Die Integration ist die Fähigkeit, unseren Körper als eine Einheit zu sehen. Bei jeder Übung auf der Matte ist jeder Muskel von der Fingerspitze bis zu den Zehen im Einsatz. In der Pilates-Methode werden niemals einzelne Muskeln isoliert trainiert und andere vernachlässigt. Das Konzept der Isolierung einzelner Muskeln schafft einen unausgeglichenen Körper, der Flexibilität, Koordination und Gleichgewicht unmöglich macht. Gleichmäßig entwickelte Muskeln sind der Schlüssel zu guter Haltung, Geschmeidigkeit und natürlicher Anmut. Durch die Integration werden Sie lernen, alle Muskeln gleichzeitig zu benutzen, um Ihr Ziel zu erreichen. Ihr Geist ist der Trainer, und die Muskeln sind Ihr Team. Keiner sitzt auf der Ersatzbank!

Schlüsselelemente zur Beherrschung des Mattentrainings

Damit Sie bei Ihrem Mattentraining das Beste erreichen, sollten Sie die Schlüsselelemente kennen, die dabei eine Rolle spielen.

1. Den Körper neu definieren

Bisher stellten wir uns den Körper aus zwei Armen, zwei Beinen, einem Rumpf und einem Kopf bestehend vor. Die Bewegungen des Mattentrainings versteht man aber am besten, wenn man sich den Körper in seiner einfachsten Form vorstellt, als Rumpf. Der Rumpf (s. Fig. 1) umfasst den Raum direkt unter dem Schädel bis zum unteren Ende des Gesäßes. Er enthält die Wirbelsäule und alle wichtigen Organe. Auch das Powerhouse, in dem die Übungen ihren Anfang nehmen, befindet sich im Rumpf. Wenn man sich den Körper in dieser Form vorstellt, versteht man die Essenz der Übungen besser; die Arme und Beine werden auf jeden Fall bewegt; aber es ist wichtiger, sich nicht so sehr auf die Extremitäten zu konzentrieren, sondern auf die Muskeln, die vom Kern des Körpers, vom Powerhouse, ausgehen.

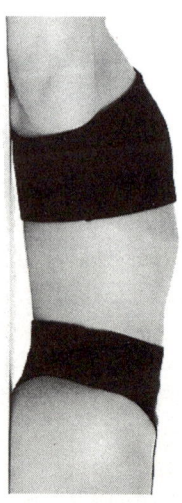

2. Das Powerhouse

Alle Übungen der Pilates-Methode beginnen bei den Muskeln in Bauch, unterem Rücken, Hüften und Gesäß. Die Muskelgruppe, die den Körper direkt unter der Gürtellinie umfasst,

Figur 1

wird als Powerhouse definiert. Wenn Sie sich überlegen, wie Sie sitzen und stehen, merken Sie, dass Sie das meiste Gewicht in dieses Gebiet sinken lassen. Das führt nicht nur zu übermäßiger Belastung der Muskulatur des unteren Rückens, zu Schmerzen und schlechter Haltung, sondern auch zu den berüchtigten Rettungsringen und dem Bierbauch, den wir alle so heftig bekämpfen.

Wenn Sie das Mattentraining durchführen, vergessen Sie nicht, immer vom Powerhouse heraus zu arbeiten und sich hochzuheben. Stellen Sie sich vor, Sie strecken den Oberkörper von den Hüften aus hoch, als hätten Sie ein Korsett an. Durch die Übungen und das Hochstrecken werden die Muskeln im Powerhouse automatisch gestärkt, und Ihr unterer Rücken wird geschont.

3. Bauchnabel zur Wirbelsäule

In vielen Trainingsmethoden wird gelehrt, die Bauchmuskulatur auf verschiedenste Arten nach unten oder außen zu drücken. Durch diese Technik werden die Muskeln nach außen hin aufgebaut, sodass sie sich oft von der Wirbelsäule weg bewegen. Das Ergebnis ist, dass die Muskeln im unteren Rücken entweder ein Übergewicht bilden, durch die die untere Lendenregion des Rückens nicht mehr unterstützt wird, oder es entwickelt sich eine starke Mitte, bei der die Rückenmuskulatur durch die Masse kontrahierter Muskeln unterstützt wird, die Taille jedoch unweigerlich verschwindet. Im Mattentraining wird eine ganz andere Methode gelehrt. Sie werden lernen, den Nabel zur Wirbelsäule hin zu pressen und dabei mit den Bauchmuskeln die Längsmuskulatur der Wirbelsäule zu stärken. Dadurch werden nicht nur die Muskeln des unte-

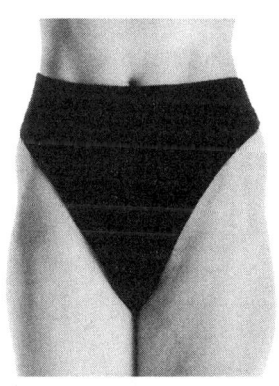

Figur 2

ren Rückens gedehnt und gestärkt, man erhält auch eine flache Bauchwand. Das Pressen des Bauchnabels zur Wirbelsäule wird oft verwechselt mit dem Baucheinziehen, aber das stimmt nicht. Wenn Sie den Bauch nach innen ziehen, halten Sie automatisch den Atem an, das Gegenteil der erwünschten Wirkung. Stattdessen sollten Sie sich ein Gewicht vorstellen, das Ihren Bauch nach unten zur Wirbelsäule drückt, oder einen Anker, der von innen an Ihrem Bauchnabel befestigt ist und ihn durch den Boden durchzieht (Fig. 3). Lernen Sie, dieses Gefühl aufrechtzuerhalten, während Sie normal weiteratmen, d.h. in die Brust atmen und nicht in den Bauch, wie das in vielen anderen Techniken gelehrt wird.

4. Verlängern statt zusammenklemmen

Wichtig in Pilates ist, dass Sie die Muskeln lang machen, während sie gekräftigt werden, d.h. also, dass die Anweisung »die Gesäßbacken fest zusammenpressen«, nicht bedeutet, dass Sie das Gesäß so fest zusammenklemmen oder die Muskeln so stark kontrahieren, dass das Gesäß sich von der Matte hebt. Im Idealfall bleibt Ihr Becken und die Basis der Wirbelsäule gegen die Matte gepresst oder wird von den Muskeln des Powerhouses in der Stellung gehalten.

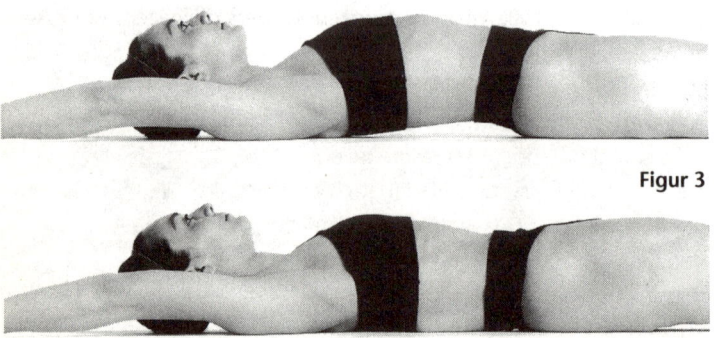

Figur 3

Wenn Sie noch Anfänger/in sind, müssen Sie anfangs sicher einige Male das Gesäß fest auf den Boden klemmen, und das ist auch in Ordnung. Aber vergessen Sie nicht, dass es Ihr Ziel ist, so viel Kraft und Kontrolle zu gewinnen, dass Sie sich vom Becken weg verlängern und während der ganzen Übung stabil bleiben können.

5. Integrierte Isolierung

Sehr wichtig und einzigartig am Mattentraining ist, dass man lernt, den Konzentrationspunkt während der Übungen neu zu überdenken. Im Allgemeinen geht man davon aus, dass der Geist sich auf die Zonen des Körpers konzentrieren sollte, die bewegt werden; bekannt als die »Isolierung« einer bestimmten Muskelgruppe. Problematisch an dieser Idee ist jedoch, dass die anderen Zonen des Körpers, die nicht in Bewegung sind, ignoriert werden, was zu einem unausgeglichenen Körper führt. Beim Mattentraining ist es jedoch sehr wichtig, alle Körpermuskeln gleichzeitig arbeiten zu lassen, wie die Natur das auch vorgesehen hat – außerdem wird so der Sinn für das Körpergleichgewicht aufrechterhalten. Um dieses Ziel während des Mattentrainings zu erreichen, sollten Sie sich darauf konzentrieren, den Teil des Körpers, der nicht in Bewegung ist, zu stabilisieren oder zu verankern. Beim Aufrollen (Fig. 4) konzentrieren Sie sich darauf, den Unterkörper zu stabilisieren, während der Oberkörper in Bewegung ist, sodass die Muskulatur des ganzen Körpers gleichzeitig und sehr

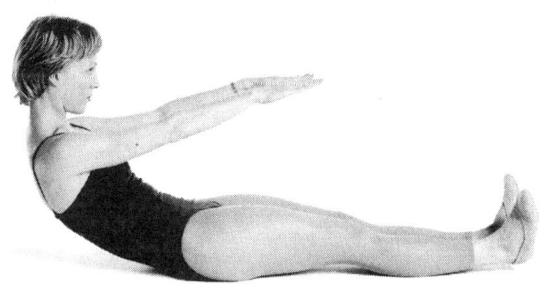

Figur 4

wirkungsvoll in Anspruch genommen wird. Die Übung wird sehr schlampig und uneffektiv, wenn man sich nur auf die Hebebewegung nach vorne konzentriert, ohne vorher den Unterkörper bewusst zu verankern und zu stabilisieren.

6. Stabilisieren durch die Pilates-Stellung

Bei vielen Bewegungen werden Sie angewiesen, »die Rückseiten der inneren Oberschenkel zusammenzudrücken«; das hilft, den unteren Rücken zu stärken und zu stabilisieren. Mit der Beschreibung »Rückseiten der inneren Oberschenkel« soll eine leichte Außendrehung der Beine, die vom Hüftgelenk ausgeht, erklärt werden. Diese leichte Drehbewegung entspannt den Quadrizeps (Schenkelmuskel) und beansprucht stattdessen den Zielbereich von Hüften, Gesäß, inneren und äußeren Schenkeln. Drehen Sie die Schenkel voneinander weg, sodass sie voneinander wegschauen. Stellen Sie sich vor, Sie hätten einen Tennisball dazwischengeklemmt (Fig. 5). Ihre Füße sollten in einer leichten »V«-Stellung, in der die Fersen sich berühren, stehen bleiben. Die Knie bleiben »weich« und gerade, werden aber nicht geschlossen.

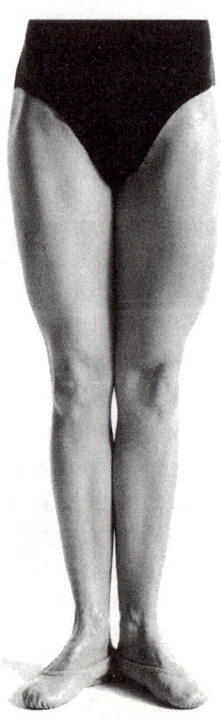

Anfangs wird es Ihnen sicher nicht leicht fallen, die Schenkel nach außen zu drehen, ohne die Füße dabei zu bewegen, aber es ist wichtig, diese Stellung zu beherrschen, damit Sie die Übungen richtig durchführen können. Während der einzelnen Bewegungen werden Sie merken, dass die Beine sich wieder nach innen drehen wollen – das ist genau der Punkt, an dem Sie sich auf die

Figur 5

30

Stabilisierung der Beinstellung konzentrieren müssen. Fahren Sie fort, Gesäß und Rückseiten der inneren Oberschenkel zusammenzupressen und spüren Sie, wie sich dies auf den gesamten Rumpf auswirkt.

7. Muskelkontrolle ohne Anspannung

Eines der am schwierigsten zu verstehenden Konzepte des Mattentrainings ist die Idee, die Muskeln zu beanspruchen und zu kontrollieren, ohne sie anzuspannen. Wir wurden dazu erzogen, uns anzuspannen, den Atem anzuhalten und alles zu geben, um unser Ziel zu erreichen. Das Mattentraining hilft, diese Irrtümer abzubauen und Sie umzuschulen, damit Sie sehen, welche Wirkung die viel natürlicheren Bewegungen hervorrufen können.

Stellen Sie sich eine Tänzerin vor; obwohl Sie wissen, wie anstrengend diese komplizierten Tanzbewegungen sind, erscheinen sie doch sehr mühelos und natürlich. Mit dem gleichen Prinzip wird beim Mattentraining gearbeitet. Die Bewegungen erfordern Kraft und Konzentration, trotzdem sollten sie immer in einem natürlichen Fluss und Rhythmus ausgeführt werden, damit sich die Muskeln selbst während der Arbeit entspannen können. Diese Entspannung muss im Geist beginnen und dann durch sämtliche Muskeln des Körpers zirkulieren. Die Atmung hilft sehr, diesen Zustand zu erreichen. Die Atmung sollte durchgehend natürlich sein, also zu Beginn einer Bewegung einatmen und während der ganzen Durchführung ausatmen. Manchmal werden Sie feststellen, dass Sie den Atem angehalten haben, weil die Anstrengung zu groß war. Dadurch wird der Zweck der Übung verfehlt. Vergewissern Sie sich, dass Sie (1.) die richtigen Übungen ausgewählt haben, die Ihrem Niveau entsprechen, und dass Sie (2.) Ihre Muskeln während der Bewegung nicht anspannen. Denken Sie daran, dass Sie niemandem etwas vorzumachen brauchen. Wenn Sie langsam beginnen und zuerst die wichtigsten Elemente der Bewegung erlernen, wird der Rest zweifellos folgen.

Seien Sie geduldig und genießen Sie die Übungen!

8. Abwandlungen bei den häufigsten Schmerzen und Verletzungen

Die Übungen der Pilates-Methode sollten niemals Schmerzen verursachen. Niemals! Wenn Sie feststellen, dass eine Übung ein Gebiet Ihres Körpers zu sehr beansprucht, sollten Sie die Anweisungen noch einmal durchlesen und sicherstellen, dass Sie mit den richtigen Muskeln arbeiten. Wenn Sie dann immer noch Schmerzen verspüren, lassen Sie die Übung erst einmal aus. Später, wenn Sie mehr Kraft und Kontrolle haben, werden Sie bald zu der Übung zurückkommen können. Es gibt aber auch Übungen, die für Ihren Körper vielleicht nicht angebracht sind. Achten Sie auf Ihr Gespür, und hören Sie auf Ihren Körper!

Schmerzen im unteren Rücken entstehen oft, wenn die Bauchmuskulatur vom Rücken wegbewegt wird und die Muskeln die Wirbelsäule nicht mehr unterstützen. Gegen diese Gewohnheit können Sie ankämpfen, indem Sie den Bauchnabel zur Wirbelsäule ziehen und sich vorstellen, der Bauchnabel sei ein Knopf, der an der Wirbelsäule befestigt wird. Je weiter der Bauch einsinkt, desto besser für Ihren Rücken. Wenn Sie horizontal liegen, stellen Sie sich eine schwere Metallplatte vor, die Ihren Bauch in der Matte unter Ihnen verankert. Im Stehen stellen Sie sich vor, ein Seil geht durch Ihr Zentrum und zieht den Bauch nach hinten.

Knieschmerzen werden oft durch die falsche Stellung der Füße oder Beine oder durch zu festes Anspannen oder Überdehnen der Muskeln am Knie verursacht. Versuchen Sie bei allen Übungen, die Knie »weich« zu lassen und zum Ausgleich die Muskeln des Innenschenkels und des Gesäßes zu benutzen. Bei den meisten Übungen, vor allem denen im Stehen, können Sie Ihr Gewicht in der Pilates-Stellung richtig verteilen (s. Fig. 5).

Schmerzen im Nacken werden oft durch eine schwache Muskulatur oder durch das Anspannen der Schultern zum Ausgleich der Muskulatur verursacht. Während des Mattentrainings sollten Sie beim Hochkommen immer die Bauchmuskulatur anheben und nicht den

Nacken selbst. Wenn Sie spüren, dass Sie Ihren Hals zu sehr belasten, sollten Sie den Kopf senken und ausruhen. Sie können auch zur Unterstützung ein kleines Kissen unter den Nacken legen (Fig. 6).

9. Den Hals lang machen

Ein häufiger Fehler bei der Pilates-Methode ist das Hochziehen der Schultern während der Übungen. Damit Sie sich dies abgewöhnen, sollten Sie die Wirbelsäule direkt unter dem Kopf lang machen, indem Sie im Liegen den Hals auf die Matte drücken oder im Sitzen, Stehen und beim Vorwärtsbeugen durch die Schädeldecke drücken, d.h. Sie bringen das Kinn näher zur Brust hin. Diese Korrektur entlastet die Hals- und Schultermuskulatur, sodass Sie sich auf Ihr Powerhouse konzentrieren können (Fig. 7).

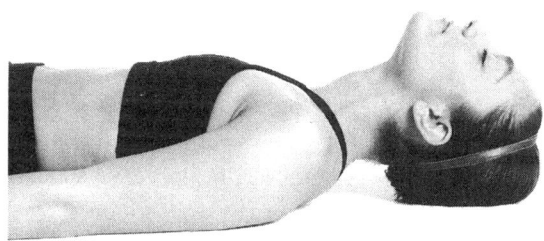

Figur 6

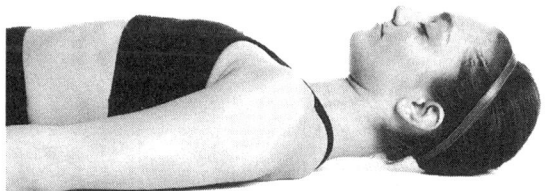

Figur 7

Häufige Fragen

Warum diese Form der Pilates-Methode?

Über die Jahre hinweg hat Pilates sehr viele unterschiedliche Formen angenommen, während es von Lehrer zu Lehrer weitergegeben wurde. Einige Stile haben einen leicht therapeutischen Ansatz und werden langsamer und vorsichtiger gelehrt. Andere haben den athletischen und dynamischeren Ansatz beibehalten und konzentrieren sich mehr auf Bewegung und Rhythmus. Grundsätzlich bedeutet Pilates, den Körper zu dehnen und zu stärken und dabei auf Balance und die richtige Ausrichtung zu achten. Der Kern von Pilates besteht aus Haltung, Verlängerung und Kontrolle der Muskeln, es wurden aber verschiedene Lehrmethoden ausgearbeitet, um diese Ziele zu erreichen.

Es gab auch sehr viele Kontroversen um die wahre Pilates-Methode, in einigen Fällen müssen wir der Ablehnung zustimmen. Joseph Pilates hat in seinen eigenen Büchern betont, dass seine Methode uns dazu bringen soll, die Verantwortung und Kontrolle für unseren Körper und unsere Gesundheit zu übernehmen. Er wollte uns aufklären, kräftigen und bestärken – und um das zu erreichen, müssen Sie selbst herausfinden, was für Sie, für Ihre Lebensweise und Ihre Ziele am besten funktioniert.

Bevor ich erkläre, wie man mit diesem Buch am besten arbeitet, will ich noch die häufigsten Fragen über die Pilates-Methode beantworten.

Was ist mein Ziel beim Mattentraining?

Sie sind dabei, Ihre Einstellung zur Gymnastik neu zu entwickeln. Mit dem Mattentraining und der Philosophie, die dahinter steckt, schaffen Sie sich ein System, das für Ihren individuellen Körper und Ihre Lebensweise das Beste ist. Sie schulen Ihren Körper um und bringen ihm die richtige Form und die richtigen Bewegungen bei, an die er sich das ganze Leben lang erinnern wird. Das Gesamtziel besteht darin, schlechte Gewohnheiten aufzugeben und eine Einheit mit Ihrem Körper zu bilden. Für die meisten bedeutet das Freude an der richtigen Bewegung und Freude am Erfolg der Mühe: bessere Haltung, ein stärkeres Zentrum, Geschmeidigkeit, Frische und Wohlbefinden.

Ihre Übungsziele verändern sich mit der Zeit. Zu Beginn sollten Sie nur versuchen, die Übungen für Anfänger auf der Matte zu beherrschen (s. »Der Beginn«), indem Sie regelmäßig trainieren. Das verlangt Geduld und Ausdauer. Geben Sie nicht auf, wenn Sie nicht alle Übungen auf Anhieb schaffen. Sie beanspruchen schließlich neue Muskeln, und der Körper muss sich erst daran gewöhnen. Sogar einige der trainiertesten Athleten unserer Zeit hatten Schwierigkeiten bei der Ausführung dieser Bewegungen!

Wenn Sie die höchste Stufe des Mattentrainings erreichen wollen, besteht Ihr Ziel darin, den Übungsablauf so zu verschärfen, dass Sie neue Übungen aufnehmen können, ohne viel Zeit zu verlieren. Das soll aber nicht bedeuten, dass Sie die Übungen, die Sie schon beherrschen, im Eiltempo durchrasen. Sie müssen stattdessen lernen, die Bewegungen mit Rhythmus und Dynamik auszuführen, ohne die Kontrolle zu verlieren. Anstrengung und Schweiß sind gute Zeichen, dass Sie Ihr Ziel erreichen, Überanstrengung und Schlampigkeit hingegen nicht!

Jede einzelne Übung trägt zum Gelingen des Ganzen bei. Einige der fortgeschrittenen Übungen sind für Ihren Körper vielleicht nicht geeignet. Das ist in Ordnung. Entdecken Sie, was sich gut anfühlt, und perfektionieren Sie das, was Sie können. Bald werden Sie sich wundern, wie Sie ohne die Übungen überhaupt leben konnten!

Kann ich mitmachen, auch wenn ich vorher nicht regelmäßig trainiert habe?

Wie bei jeder Sportart sollten Sie sich vorher mit Ihrem Arzt besprechen. Wenn Sie schwanger, verletzt oder irgendwie behindert sind, müssen Sie sich die Zustimmung Ihres Arztes holen.

Die Pilates-Methode wurde entwickelt, um jedem Grad an körperlicher Fitness gerecht zu werden. Wichtig ist auch zu verstehen, dass die Pilates-Methode ein korrigierendes Gymnastiksystem ist, in dem Sie sich stufenweise verbessern.

Sie müssen langsam beginnen, die Anweisungen sorgfältig lesen und sich die Übungen dabei bildlich vorstellen. Wenn Sie nicht die Gelegenheit haben, von einem Trainer korrigiert zu werden, ist es wichtig, dass Sie sich Ihres Körpers vor Beginn und während Ihrer Fortschritte sehr bewusst sind. Zwingen Sie Ihren Körper nicht, unangenehme Stellungen auszuführen. Die Übungen sind dazu da, Sie mit Ihrem Körper neu zu verbinden, und nicht, ihn zu bezwingen. Deshalb sollten Sie mit wenigen Übungen beginnen: Die sieben modifizierten Anfänger-Übungen werden Ihnen die Grundlagen beibringen, die nicht nur für den Rest des Programmes wichtig sind, sondern für Ihre allgemeinen Bewegungen überhaupt. Wenn Sie diese richtig gut lernen, werden Sie sehr schnell Fortschritte machen.

Welche Matte soll ich nehmen und wo soll ich üben?

Geeignet ist jede Matte oder Unterlage, die dick genug ist, um die empfindliche Wirbelsäule zu unterstützen und zu schützen. Auch ein dicker Teppich oder eine lange, gefaltete Decke reichen aus. Da Sie sich bei einigen Übungen nach hinten rollen oder Ihre Wirbelsäule in die Matte pressen, könnten Sie sich auf einer zu harten Unterlage das Rückgrat verletzen. Eine zu weiche Oberfläche ist auch nicht geeignet, da Sie darauf kein Gleichgewicht halten können.

Das Schöne an Pilates ist, dass Sie es überall dort ausüben können, wo Ihr Körper in voller Länge hinpasst. Sie brauchen auch keine spezielle Kleidung oder Ausrüstung, um diese gut durchdachte Methode zu beherrschen.

Welche Kleidung soll ich tragen?

Gymnastikkleidung (Leggings, Bodys usw.) eignet sich am besten, denn sie lässt die Muskeln erkennen, an denen Sie gerade arbeiten, aber auch jede andere bequeme Kleidung ist gut. Sie brauchen keine Schuhe. Tragen Sie keine Hose mit Gürtel oder Ähnlichem, das könnte bei den Übungen auf der Matte stören.

Wann ist die beste Zeit für das Mattentraining?

Wichtig ist, dass Sie die Übungen wirklich machen, der Zeitpunkt ist zweitrangig. Einige Menschen ziehen es vor, früh am Morgen mit dem Mattentraining in Schwung zu kommen, andere bauen damit Stress ab am Ende des Tages. Wieder andere machen es vor dem Essen, manche legen über den Tag verteilt immer wieder ein kurzes Training ein. Leitsatz ist, jeden Tag wenigstens einige der Übungen auszuführen. Versuchen Sie, die Prinzipien der Methode in Ihren Alltag aufzunehmen, und Sie werden so schnell an Stärke, Bewusstsein und Geschmeidigkeit gewinnen, wie Sie es nicht für möglich gehalten haben.

Ein Training direkt nach dem Essen und bei Krankheit oder Übermüdung sollten Sie vermeiden. Da die Übungen höchste Konzentration erfordern, um richtig zu wirken, sollten Sie beim Trainieren einen klaren Kopf haben. Denken Sie daran, dass eine gut ausgeführte Übung effektiver ist als zwanzig nachlässig ausgeübte.

Wie oft und wie lange soll ich trainieren?

Joseph Pilates empfahl das Mattentraining viermal die Woche, jeweils etwa fünfzehn bis dreißig Minuten. Die Dauer ist abhängig vom Können. Einige meiner langjährigen Schüler können die gesamte fortgeschrittene Sequenz in fünfzehn Minuten durchführen, ohne an Präzision in der Bewegung zu verlieren. Das allerwichtigste Element in der Pilates-Methode ist Präzision und Kontrolle; deshalb sollten Sie Ihren Übungsplan auch nach Ihren eigenen Bedürfnissen zusammenstellen. Anfangs ziehen Sie es vielleicht vor, eine halbe Stunde zu trainieren. Dann gibt es Tage, an denen Sie unter Zeitdruck sind und nur fünf Minuten üben können. In jedem Fall sollten Sie lieber die Zahl der Übungen einschränken, statt die Qualität darunter leiden zu lassen.

Zur Benutzung dieses Buches

Schön und schlank mit Pilates ist stufenweise aufgebaut, beim Trainieren zu Hause haben Sie den größten Nutzen.

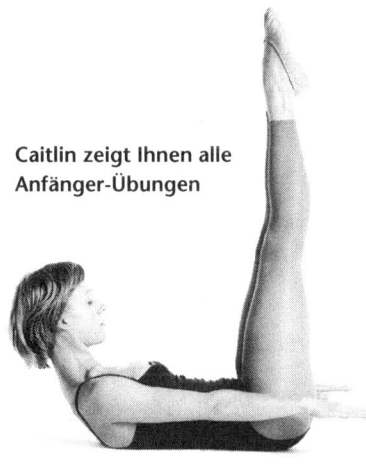

Caitlin zeigt Ihnen alle Anfänger-Übungen

Sie beginnen mit dem leichten Grundprogramm (s. »Der Beginn«) und üben das so lange, bis Sie sicher genug sind für den nächsten Schritt. Von da aus können Sie sich Ihren Weg durch das volle Programm bahnen. Sie sollten auf keinen Fall zu viele neue Übungen auf einmal aufnehmen. Was zählt, ist die Qualität der einzelnen Übungen!

Vergessen Sie nicht, alle Anweisungen gründlich zu lesen, bevor Sie beginnen. Beim Durchlesen der Anweisungen sollten Sie sich zuerst die einzelnen Bewegungen vorstellen und danach erst die Fotos und bildlichen Hinweise anschauen. Beim ersten Mal gehen immer einige Kleinigkeiten verloren, deshalb sollten Sie im-

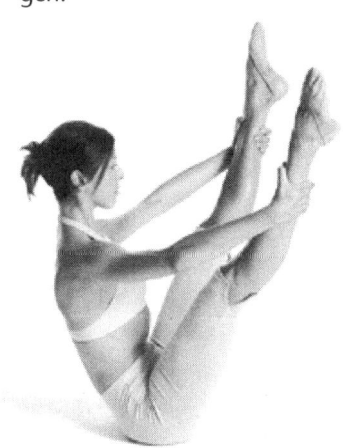

Dana begleitet Sie bei den Fortgeschrittenen-Übungen

**Julianna hilft Ihnen,
ein Könner zu werden**

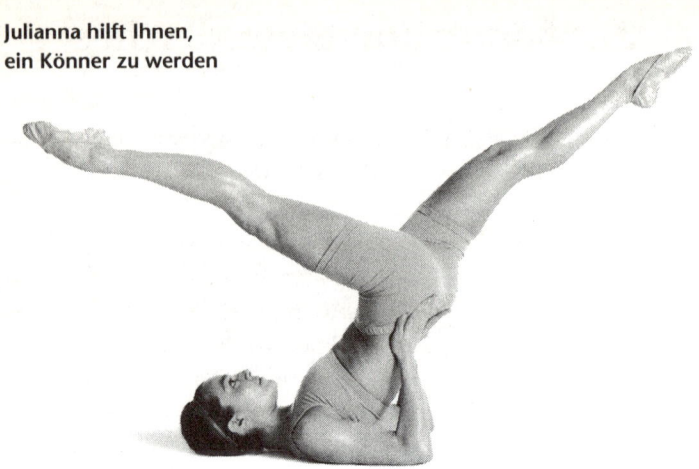

mer mal wieder zu den Anweisungen zurückkommen und Ihr Wissen und Können überprüfen. Bitten Sie eine Freundin, Ihre Stellungen anhand der Anweisungen zu kontrollieren. Sie können auch einige der leichteren Übungen einer Freundin beibringen. Beide Möglichkeiten helfen Ihnen, den Lernprozess voranzutreiben. Natürlich können Sie sich aber auch einen Pilates-Lehrer in Ihrer Gegend suchen.

Zusammen mit den Schritt-für-Schritt-Anweisungen biete ich Ihnen die so genannten »Insider-Tipps«, eine Liste mit Ratschlägen, die aus dem Training mit hunderten von Schülern hervorgegangen sind. Diese Tipps helfen Ihnen, die Übungen besser zu verstehen und weit verbreitete schlechte Gewohnheiten zu vermeiden. Mit den Insider-Tipps können Sie fast so gut üben wie mit einem Lehrer, Sie sollten die Informationen also nutzen, um Ihr eigener persönlicher Trainer zu werden.

Der Schwierigkeitsgrad jeder Übung ist im Text klar angegeben und zeigt sich auch in den unterschiedlichen Trainerinnen.

Nehmen Sie immer nur eine neue Übung in Ihr Programm auf. Erzwingen Sie keine Erfolge.

Als zusätzliche Hilfe erkläre ich in jeder Schritt-für-Schritt-Anweisung, wie man von einer Übung zur nächsten kommt, damit das Mattentraining flüssig und rhythmisch gestaltet werden kann.

Achten Sie darauf, wenn es im Text Variationen und Tipps für fortgeschrittenere Übungen gibt. Wenn Sie sich fit fühlen für diese Übungen, sollten Sie zurückblättern, diese Anweisungen noch einmal lesen und die Übung ausprobieren.

Ein kleiner Hinweis: Die Trainerinnen, bzw. die Models, die in diesem Buch die Übungen vorführen, arbeiten seit Jahren mit der Pilates-Methode. Obwohl ihre Körper vielen vielleicht als ein unrealistisches Ideal erscheinen, haben auch sie schwer daran gearbeitet, ihre Fitness-Ziele zu erreichen. Sie wurden aber vor allem wegen ihrer Fähigkeiten ausgewählt, die Bewegungen während langer und anstrengender Aufnahmetage vorzuführen. Ich hoffe sehr, dass unsere Girls Sie nicht einschüchtern, sondern inspirieren.

Das Mattentraining

• *Der Beginn – das Grundprogramm für Anfänger:* Diese sieben Übungen sind Ihre Einführung in das Mattentraining während der ersten Wochen oder so lange, wie Sie das Gefühl haben, dass sie für Ihren Bedarf ausreichen. Auch wenn diese Übungen als Grundprogramm für Anfänger bezeichnet werden, sind sie bei weitem nicht einfach. Das Beherrschen des Grundprogramms ist die größte Herausforderung der Pilates-Methode, erst wenn Sie diese beherrschen, können Sie neue Übungen aufnehmen. Denken Sie daran, immer wieder zu diesen sieben Übungen, also zum Kern der Technik, zurückzukommen, wenn Sie Ihr Programm neu definieren. Diese sieben Übungen eignen sich auch gut während einer Reise, wenn Sie schnell fit sein wollen.

• *Das volle Programm:* Alle Übungen, ob für Anfänger oder für Fortgeschrittene, werden mit Schritt-für-Schritt-Anweisungen, Tipps für die Durchführung, Fotos und Illustrationen erklärt, die das Wesentliche jeder Übung unterstreichen. Hören Sie auf Ihren Körper, wenn Sie eine neue Übung in Ihr Programm aufnehmen wollen. Die Übungen dürfen niemals wehtun. Nehmen Sie sich Zeit und genießen Sie die Übungen, die immer konzentriert und kontrolliert ausgeübt werden sollten.

• *Die stehende Armfolge:* Diese Serie muss nicht vollständig durchgeführt werden. Wählen Sie aus der ganzen Reihe die Übungen, die gut zu Ihrem Mattentraining passen.

• *Die Wand:* Mit der Wand ist das Abkühlungsprogramm gemeint. Diese Übungen, vor allem das Abrollen, können jederzeit während des Tages durchgeführt werden, um die Muskulatur von Rücken, Nacken und Schultern zu dehnen und zu entspannen.

Der Beginn

Abgewandeltes Mattentraining für Anfänger

Die abgewandelten Grundübungen sollen Ihren Körper sicher und effektiv auf die Übungen des Mattentrainings vorbereiten. Das Ziel dieser sieben Übungen besteht darin, Sie auf die Muskeln im Powerhouse – Bauch, Gesäß, unterer Rücken und Hüften – aufmerksam zu machen und diese für die komplizierteren Übungen zu stärken, die danach folgen.

Beobachten Sie sich aufmerksam, während Sie Ihren Körper in die neuen Bewegungen einführen und dabei sicher neue Muskeln entdecken. Diese sieben abgewandelten Übungen sind die Grundlage, auf der sich Ihr Wissen, Ihr Verständnis und Ihre Kraft aufbauen. Sie sollten sich also echt engagieren und kontinuierlich und aufmerksam dabei bleiben.

Denken Sie daran, so oft wie möglich zu diesen sieben Anfänger-Übungen und damit zum Kern der ganzen Technik zurückzukommen. Diese sieben Übungen sind auch ideal auf Reisen, wenn Sie sich zwischendurch einmal schnell erfrischen wollen.

Die Hundert

Abgewandelte Grundübung

**Die Hundert ist eine Atemübung.
Durch die verstärkte Blutzirkulation wird der Körper
für die nachfolgenden Übungen aufgewärmt**

1 Legen Sie sich auf den Rücken, die Knie sind zur Brust gezogen. Tief einatmen und bei der Ausatmung spüren, wie Ihre Brust und Ihr Bauch in die Matte unter Ihnen sinkt.

2 Halten Sie dieses Gefühl, dass ein Gewicht Ihren Rumpf in die Matte presst, aufrecht und heben Sie dabei den Kopf hoch, bis Sie Ihren Bauchnabel sehen können. (Achten Sie darauf, dass Sie sich vom oberen Rumpf und nicht vom Nacken aus hochheben.)

3 Weiter nach oben heben, bis Sie spüren, wie die unteren Enden der Schulterblätter in die Matte gepresst werden.

4 Die Arme an den Körperseiten ablegen und dabei aus der Achsel heraus strecken, als wollten Sie mit den Fingerspitzen die Wand gegenüber berühren.

5 Dann mit den Armen nach oben und unten pumpen, als wollten Sie Wasser schöpfen. (Die Arme bleiben gerade, Sie pumpen direkt über der Matte.)

6 Auf fünf einatmen und auf fünf ausatmen und jedes Mal mehr nach vorne strecken.

7 Diese Stellung beibehalten, mit den Armen pumpen und atmen, wenn möglich hundert Atemzüge lang.

8 Danach den Kopf senken und die Fußsohlen flach auf der Matte absetzen als Vorbereitung für *Das Aufrollen* (S. 46).

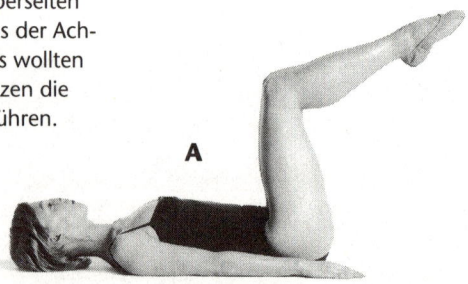

A

Ziel
Versuchen Sie, den Kopf und die Brust während der hundert Atemzüge hochzuhalten. Der Rücken sollte durchgehend flach auf dem Boden liegen und der Bauchnabel nach innen gepresst sein.

Achtung
Denken Sie immer an das Gewicht auf Ihrem Bauch, während er zur Wirbelsäule sinkt.

• Die Schultern von den Ohren wegpressen, damit die Nackenmuskulatur gestreckt und der Bauch stärker beansprucht wird.

• Durch das Zusammenpressen von Gesäß und Knien können Sie Ihren unteren Rücken besser stabilisieren.

Vorsicht
Wenn der Nacken schmerzt, senken Sie ihn auf den Boden. Sie dürfen ihn nicht überanstrengen.

• Achten Sie darauf, dass Sie den Bauch nicht nach außen drücken und den Atem nicht anhalten.

• Die Oberschenkel dürfen während der Übung nicht auf dem Bauch abgelegt werden.

Abwandlung für Anfänger
Wenn es Ihnen sehr schwer fällt, den Hals während der Übung angehoben zu lassen, können Sie Ihren Kopf mit einem kleinen Kissen oder einem zusammengerollten Handtuch unterstützen.

• Fangen Sie an mit zwanzig, dreißig Atemzügen, nach und nach können Sie dann auf hundert erhöhen.

Steigerung für Anfänger
Wenn Sie mehr Übung haben, können Sie die Atemzüge immer länger werden lassen, um Ihre Kreislauf-Kapazität zu steigern.

• Versuchen Sie, die Beine in einem 90°-Winkel zur Decke zu strecken, während Sie weiterpumpen.

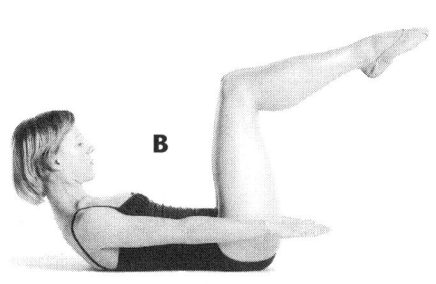

B

Das Aufrollen

Abgewandelte Grundübung

**Das Aufrollen kräftigt das Powerhouse
und dehnt die Muskeln auf den Rückseiten der Oberschenkel**

1 Legen Sie sich auf den Rücken, die Knie sind gebeugt und die Fußsohlen stehen fest auf der Matte, die Arme sind lang an den Seiten ausgestreckt.

2 Mit der Einatmung die Knie zusammenpressen und das Gesäß anspannen und aufrollen, indem Sie das Kinn zur Brust bringen und den Oberkörper heben.

3 Mit der Ausatmung die Beine ausstrecken und nach vorne dehnen. Der Bauchnabel bleibt an der Wirbelsäule. Da müssen Widerstände bekämpft werden!

4 Um die einzelnen Wirbel gut zu spüren, können Sie sich diesen Rhythmus vorstellen: Heben Sie das Kinn zur Brust, die Brust über die Rippen, die Rippen über den Bauch, den Bauch über die Hüften und versuchen Sie beim Vorwärtsdehnen die Hüften über die Schenkel zu heben.

5 Dann wieder zurückrollen, indem Sie das Gesäß anspannen und das Steißbein leicht unter sich festklemmen, während Sie die Knie anziehen. Den Bauchnabel noch näher zur Wirbelsäule ziehen.

6 Die Übung umkehren und bei der Ausatmung spüren, wie sich jeder einzelne Wirbel in die Matte presst. Die Knie bleiben wegen der Stabilität zusammengepresst.

7 Wenn die Rückseite der Schultern die Matte berührt, den Kopf senken und die Arme an den Seiten ablegen.

8 Diese Sequenz drei- bis fünfmal wiederholen, dann legen Sie sich flach auf die Matte, die Arme liegen entlang der Körperseiten als Vorbereitung für das *Kreisen mit einem Bein* (S. 48).

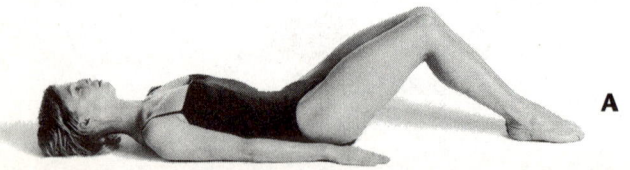

A

Ziel Versuchen Sie die Muskeln des Powerhouses einzusetzen und die Bewegungen fließen zu lassen.

Achtung Ausschlaggebend für diese Übung ist der Rhythmus. Versuchen Sie die Flüssigkeit der Bewegungen zu spüren.

• Mit der Atmung die Bewegungen kontrollieren.

• Achten Sie darauf, dass die Knie zusammengepresst bleiben, um den Unterkörper ruhig zu halten.

• Das Kinn bleibt beim Aufrollen und beim Abrollen zur Brust hin gedrückt, damit Sie sich nicht aus dem Nacken nach oben ziehen. Stellen Sie sich vor, Sie rollen sich nach vorne ein, dehnen sich dann und rollen sich langsam wieder zurück.

• Versuchen Sie die Gegenkräfte zu nutzen, wenn Sie bei der Vorwärtsdehnung den Bauchnabel zur Wirbelsäule ziehen.

Vorsicht Die Füße dürfen beim Aufrollen und beim Abrollen nicht von der Matte gehoben werden.

• Nicht mit den Schultern nach oben ziehen.

• Der Körper darf bei der Vorwärtsdehnung nicht nach unten fallen.

Abwandlung für Anfänger Wenn es Ihnen schwer fällt, sich aufzurollen, können Sie sich hochziehen, indem Sie die Hände auf die Unterseite der Oberschenkel legen. Die Beine werden für die Stabilität weiterhin zusammengepresst, der Bauchnabel bleibt bei der Wirbelsäule. (Achten Sie darauf, dass die Füße nicht zu nahe beim Gesäß stehen, sonst haben Sie keinen Platz, nach oben zu kommen.)

• Pressen Sie einen Ball oder ein kleines Kissen zwischen Ihren Knöcheln, damit der Unterkörper durchgehend stabilisiert wird.

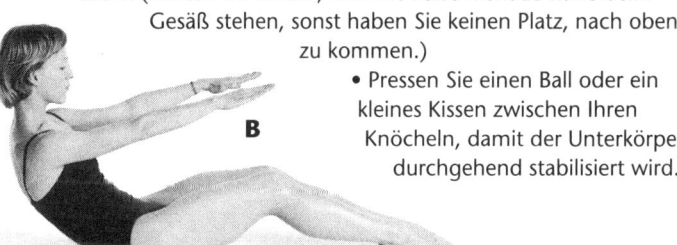

B

C

Kreisen mit einem Bein

Abgewandelte Grundübung

Das Kreisen mit einem Bein betont, stärkt und dehnt den Oberschenkel im Hüftgelenk

1 Auf den Rücken legen, die Beine sind gebeugt, die Fußsohlen stehen fest auf dem Boden, die Arme liegen an den Seiten. Versuchen Sie, die gesamte Wirbelsäule in die Matte zu pressen.

2 Ein Bein im 90°-Winkel zur Decke hochstrecken und leicht aus der Hüfte herausdrehen. (Dadurch kann die Hüfte besser in Kontakt mit der Matte bleiben.)

3 Beginnen Sie den Kreis, indem Sie das Bein zuerst über den Körper führen, dann nach unten herum und wieder zurück in die Ausgangsposition. Das Bein darf nicht zu sehr aus der Hüfte heraus gedreht werden.

4 Stellen Sie sich vor, Ihr Bein ist ein schwerer Bleistab und Sie kratzen damit Kreise in die Decke.

5 Die Betonung liegt in der Aufwärtsbewegung. Pressen Sie den Bauchnabel tief zur Wirbelsäule, und bringen Sie dann die Beine wieder hoch, ohne jedoch das Gesäß von der Matte zu heben.

6 Drei- bis fünfmal wiederholen, zu Beginn der Bewegung einatmen und gegen Ende ausatmen. Dann die Richtung ändern und darauf achten, dass Sie immer stabil bleiben in den Hüften – die Hüfte darf beim Beinkreisen nicht wackeln.

7 Wiederholen Sie die Übung mit dem anderen Bein.

8 Danach beide Knie beugen, die Füße auf der Matte abstellen und in die Sitzposition hochrollen. Das Gesäß zu den Fersen vorschieben für das *Rollen wie ein Ball* (S. 50).

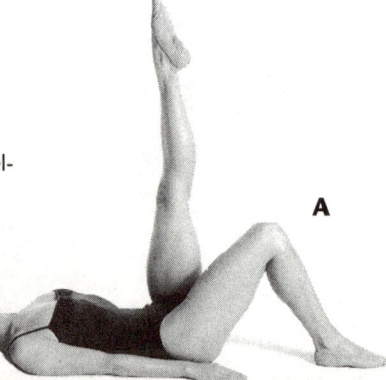

A

Ziel Versuchen Sie, den Oberkörper vollkommen ruhig zu halten und diese kreisende Bewegung aus dem Powerhouse zu kontrollieren.

Achtung Die Betonung liegt auf der Aufwärtsbewegung. Versuchen Sie, das Bein nach jedem Kreis ganz ruhig zu halten, um die Bauchmuskulatur zu spüren.
• Pressen Sie die Handflächen auf die Matte für zusätzliche Stabilität.
• Diese Übung sollten Sie im inneren und äußeren Schenkel und im Powerhouse spüren.
• Damit der Quadrizeps (Schenkelmuskel) nicht alles alleine machen muss, sollten Sie das Bein aus der Hüfte herausdrehen und daran denken, dass auch das Gesäß die Bewegung unterstützt.

Vorsicht Achten Sie darauf, dass Sie das Bein nicht so weit herunterbringen, dass sich der Rücken von der Matte hebt.
• Das Knie darf sich beim Kreisen nicht nach innen drehen.
Stellen Sie sich vor, Sie führen mit der Innenseite des Knies die Bewegung an.

Steigerung für Anfänger Mit mehr Übung können Sie langsam die Kreise vergrößern. Versuchen Sie, die Hüften immer unter Kontrolle zu halten.

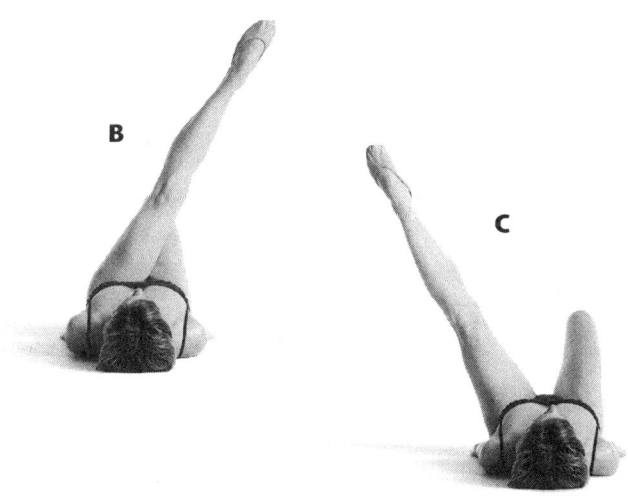

Rollen wie ein Ball

Abgewandelte Grundübung

Das Rollen wie ein Ball beansprucht die Bauchmuskulatur, fördert das Gleichgewichtsgefühl und massiert den Rücken

1 Setzen Sie sich an den vorderen Mattenrand, die Knie sind zur Brust gezogen und leicht geöffnet.

2 Eine Hand unter jeden Oberschenkel legen (nicht hinter die Knie) und die Füße von der Matte heben, bis Sie auf dem Steißbein balancieren. Ihr Kinn liegt auf der Brust, die Ellbogen sind weit auseinander, Sie sollten sich fühlen wie ein runder Ball.

3 Beginnen Sie das Rollen, indem Sie den Bauchnabel zur Wirbelsäule ziehen, sich nach hinten fallen lassen und dabei die Beine mitnehmen. Sie dürfen den Schwung nicht einleiten, indem

Sie den Kopf nach hinten werfen, sondern indem Sie mit der tiefen Bauchmuskulatur arbeiten.

4 Mit der Einatmung nach hinten rollen, mit der Ausatmung nach vorne kommen. Versuchen Sie, die Entfernung zwischen Kinn und Schenkeln immer gleich groß zu halten. Die Ellbogen sind geöffnet, sodass Sie mit der Bauchmuskulatur arbeiten und nicht mit den Schultern.

5 Stellen Sie sich vor, Sie sind ein Schaukelstuhl, der beinahe umkippt, und Sie müssen sich schnell wieder in die ausbalancierte Stellung bringen.

6 Wiederholen Sie die Übung fünf- bis sechsmal. Danach bringen Sie Ihre Füße auf die Matte und schieben das Gesäß nach hinten, von den Fersen weg, als Vorbereitung für die *Dehnung mit einem Bein* (S. 52).

A

Ziel Versuchen Sie, während der ganzen Rollbewegung vollkommen rund zu bleiben.

Achtung Ausschlaggebend ist der Schwung. Je langsamer Sie rollen, desto schwerer wird es sein, hochzukommen.
• Versuchen Sie, jeden einzelnen Wirbel auf der Matte zu spüren, wie beim Anschlagen der Tonleiter auf einem Xylofon.
• Denken Sie daran, die Bauchmuskeln nach innen zu ziehen und während der Übung auf Kopf und Nacken zu achten.
• Versuchen Sie jedes Mal beim Hochrollen die »Bremse anzuziehen« und auf dem Steißbein zu balancieren. (Die Füße dürfen dabei die Matte nicht berühren.)

Vorsicht Nicht bis auf den Nacken rollen, sondern am unteren Ende der Schulterblätter stoppen.
• Achten Sie darauf, dass der Kopf bei der Bewegung nicht nach vorne und hinten fällt. Er bleibt durchgehend an die Knie gepresst.
• Nicht die Augen schließen, das stört das Gleichgewichtsgefühl.

Steigerung für Anfänger Testen Sie Ihre Kraft, indem Sie einen Ball (in der Größe eines Fußballs) zwischen Ihren eingezogenen Bauch und die Schenkel pressen und probieren, dass er während der Übung ruhig bleibt.

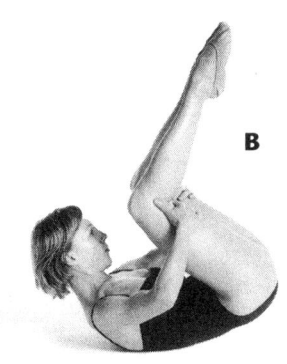

B

Dehnung mit einem Bein

Abgewandelte Grundübung

Die Dehnung mit einem Bein kräftigt das Powerhouse und dehnt Rücken und Beine

1 Auf den Rücken legen, die Knie sind zur Brust hin gezogen.

2 Ein Schienbein mit beiden Händen greifen und das andere Bein, wenn möglich im 90°-Winkel, zur Decke strecken. Wenn das rechte Bein gebeugt ist, liegt die rechte Hand auf dem Knöchel, die linke Hand auf dem Knie.

3 Mit ausgestreckten Ellbogen den Kopf und Nacken anheben und das Kinn zum Bauch strecken.

4 Ausatmen und sehen, wie der Bauchnabel zur Wirbelsäule sinkt. Dort lassen, als wären Sie mit der Matte verankert.

5 Einatmen und die Beine wechseln. Das andere Bein lang aus der Hüfte strecken in einer Linie mit der Körpermitte.

6 Jede Seite dreimal wiederholen und dann beide Knie zur Brust ziehen als Vorbereitung für die *Dehnung mit beiden Beinen* (S. 54).

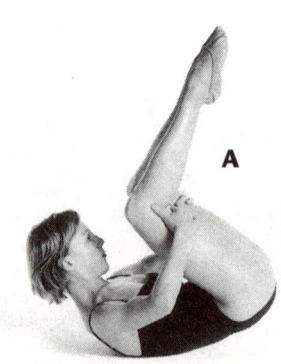

A

Ziel Versuchen Sie, während der Beinbewegungen den Oberkörper vollkommen ruhig zu halten.

Achtung Denken Sie daran, dass Sie sich während der ganzen Übung aus dem Bauch und der Rückseite der Brustregion erheben. Der Bauch bleibt durchgehend eingezogen. Versuchen Sie beim Beinwechsel die Wirbelsäule noch tiefer in die Matte zu drücken.

• Die Ellbogen zeigen nach außen, die Schultern werden nach unten und von den Ohren weggepresst, um die Bauchmuskulatur besser zu beanspruchen.

• Das ausgestreckte Bein nur so weit heben, dass der Rücken flach liegen bleibt.

• Wenn Sie beim Ausstrecken des Beines das Gesäß anspannen, können Sie die Position besser halten.

Vorsicht Die Schultern nicht zu den Ohren hochziehen.

• Sie sollten den Kopf nicht aus dem Nacken heraus anheben. (Wenn der Nacken müde wird, können Sie ihn auf der Matte ausruhen und später wieder versuchen, ihn richtig anzuheben.)

• Beim Beinwechsel in den Muskeln nicht loslassen.

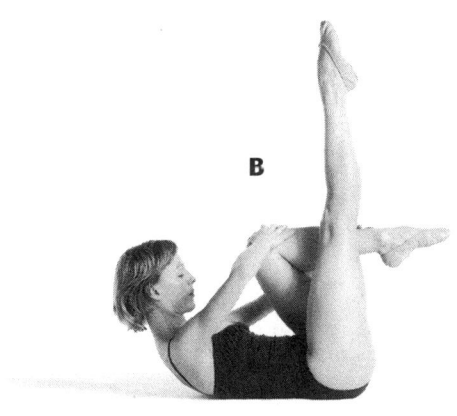

B

Dehnung mit beiden Beinen

Abgewandelte Grundübung

Die Dehnung mit beiden Beinen kräftigt das Powerhouse und dehnt Arme und Beine

1 Legen Sie sich auf den Rücken, die Knie sind zur Brust gezogen.

2 Die Ellbogen ausstrecken und Kopf und Hals nach oben bringen, das Kinn streckt sich Richtung Bauch.

3 Mit der Ausatmung beobachten, wie der Bauchnabel zur Wirbelsäule sinkt.

4 Tief einatmen und den Körper lang ausstrecken, so wie Sie sich morgens vor dem Aufstehen dehnen. Die Arme sind hinter dem Kopf und die Beine in einem 90°-Winkel zur Decke gestreckt.

5 Wie bei der Dehnung mit einem Bein stellen Sie sich vor, dass Ihr Rumpf auf der Matte verankert ist. Der Kopf bleibt während der ganzen Übung auf der Brust.

6 Mit der Ausatmung die Knie wieder zur Brust ziehen und mit den Armen umfassen.

7 Die Knie tief in die Brust drücken, um die Ausatmung noch zu betonen, so als wollten Sie die ganze Luft aus den Lungen pressen.

8 Die Übung fünfmal wiederholen und ganz ruhig bleiben im Oberkörper, während Sie sich einatmend strecken und ausatmend zusammenziehen.

9 Danach mit einer tiefen Ausatmung beide Knie auf die Brust ziehen und in die Sitzposition hochrollen als Vorbereitung für die *Vorwärtsdehnung der Wirbelsäule* (S. 56).

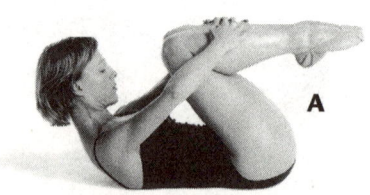

A

Ziel Versuchen Sie, während der ganzen Übung das Zentrum vollkommen ruhig zu halten und das Kinn auf der Brust zu lassen.

Achtung Stützen Sie Ihren Nacken, indem Sie den Oberkörper während der gesamten Übung vollkommen ruhig halten. Das Gesäß anspannen und die inneren Oberschenkel fest zusammenpressen, um den unteren Rücken zu unterstützen, während Sie die Beine ausstrecken.

• Beim Einatmen und Dehnen darauf achten, dass die Arme gerade sind und sie sich in die zwei Gegenrichtungen strecken. (Stellen Sie sich vor, Sie werden in zwei Richtungen gezogen und nur die Bauchmuskeln halten Sie an der Matte fest.)

Tipp Wenn Sie die Brust bei der Ausatmung ganz tief in die Knie pressen und die Ellbogen ausgestreckt halten, spüren Sie eine sehr schöne entspannende Dehnung in der Trapezregion (oberer Rücken und Nackenregion). Dieses Gebiet ist bei den meisten Menschen sehr verspannt, genießen Sie diese Entspannung mit der Ausatmung.

Vorsicht Lassen Sie bei der Dehnung der Arme über dem Kopf nicht den Kopf nach hinten fallen.

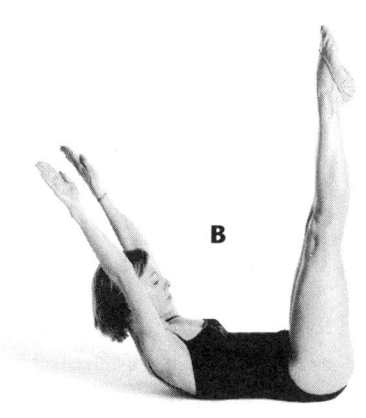

Vorwärtsdehnung der Wirbelsäule

Abgewandelte Grundübung

**Die Vorwärtsdehnung der Wirbelsäule
stärkt die tiefer liegende Bauchmuskulatur, bearbeitet die
Wirbelsäule und verbessert die Körperhaltung**

1 Setzen Sie sich aufrecht hin, die Beine sind lang ausgestreckt und etwas weiter als hüftbreit geöffnet.

2 Strecken Sie die Arme in Schulterhöhe nach vorne, und bringen Sie die Fußspitzen Richtung Kopf, als würden Sie die Fersen in die Wand gegenüber pressen. Einatmen und noch mehr aufrichten.

3 Bringen Sie das Kinn zur Brust und rollen Sie sich langsam nach unten, der Nabel wird beim Rundwerden immer weiter zur Wirbelsäule gepresst.

4 Stellen Sie sich vor, Sie formen mit Ihrem Körper den Buchstaben C.

5 Ausatmen und den Oberkörper nach vorne strecken, dabei die Bauchmuskulatur gegen die Dehnung nach hinten ziehen. Auch hier müssen Widerstände bekämpft werden. Die Hüften bleiben dabei ganz ruhig.

6 Einatmen und die Übung umkehren, also aufrollen, als würden Sie von einer Wand hinter sich eingeengt.

7 Ausatmen und in die aufrechte Sitzposition zurückkehren. Die Schultern nach unten pressen und den Rücken flach gegen die imaginäre Wand drücken.

8 Dreimal wiederholen und bei jeder Wiederholung die Wirbelsäule etwas weiter dehnen.

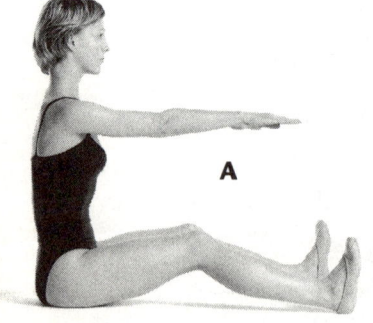

A

! *Diese sieben abgewandelten Grundübungen sollten Sie so lange durchführen, bis Sie sich bereit fühlen für die Grundübungen des vollen Mattentrainings.*

Ziel Versuchen Sie, die Hüften vollkommen stabil zu halten, während Sie die Wirbelsäule dehnen.

Achtung Ausschlaggebend für eine gute Dehnung ist die Atmung. Sie dürfen also nicht den Atem anhalten, denn dadurch entsteht noch mehr Verspannung im Körper und behindert Ihre Fortschritte.
• Die Schultern weg von den Ohren nach unten drücken, während Sie sich wieder nach oben rollen, denn so wird die Nackenmuskulatur entspannt. (Die Schädeldecke streckt sich nach oben zur Decke.)
• Während Sie sich zurück in die aufrechte Stellung dehnen, achten Sie darauf, dass Sie im Powerhouse beginnen und nicht den Kopf anheben, um hochzukommen. (Ihr Kopf kommt zuletzt nach oben.)

Vorsicht Die Knie dürfen sich bei der Vorwärtsdehnung nicht nach innen rollen. Ziehen Sie die kleinen Zehen in Richtung Kopf bei der Vorwärtsdehnung.
• Bei der Dehnung nach vorne nicht nach unten fallen lassen. Denken Sie an die Gegenkräfte, mit denen Sie arbeiten.
• Beim Aufrichten nicht nach hinten, sondern nach oben rollen.

Steigerung für Anfänger Wenn die Dehnung in den Oberschenkelstreckern zu stark ist, können Sie die Knie etwas »weich« machen. Aber mit mehr Übung sollten Sie versuchen, die Dehnung wieder zu erhöhen, indem Sie bei der Ausatmung nach vorne zuerst das eine und dann das andere Bein strecken.

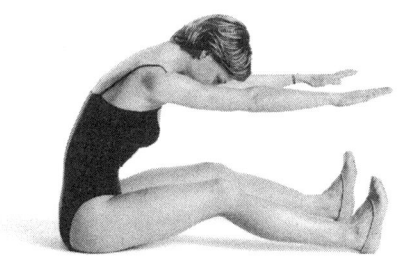

B

Das Pilates-Mattentraining: Volles Programm

Die Übungsfolge auf der Matte

**Denken Sie daran,
dass die Übungen als Abfolge gedacht sind,
in der eine Bewegung fließend
in die nächste übergeht**

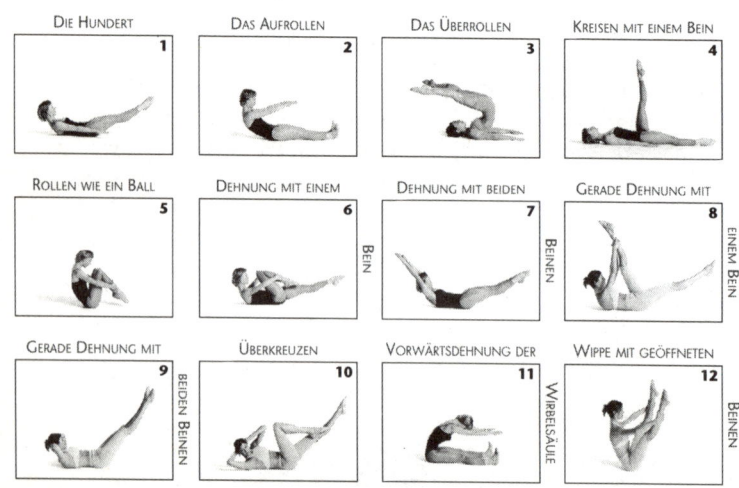

DIE HUNDERT — 1

DAS AUFROLLEN — 2

DAS ÜBERROLLEN — 3

KREISEN MIT EINEM BEIN — 4

ROLLEN WIE EIN BALL — 5

DEHNUNG MIT EINEM BEIN — 6

DEHNUNG MIT BEIDEN BEINEN — 7

GERADE DEHNUNG MIT EINEM BEIN — 8

GERADE DEHNUNG MIT BEIDEN BEINEN — 9

ÜBERKREUZEN — 10

VORWÄRTSDEHNUNG DER WIRBELSÄULE — 11

WIPPE MIT GEÖFFNETEN BEINEN — 12

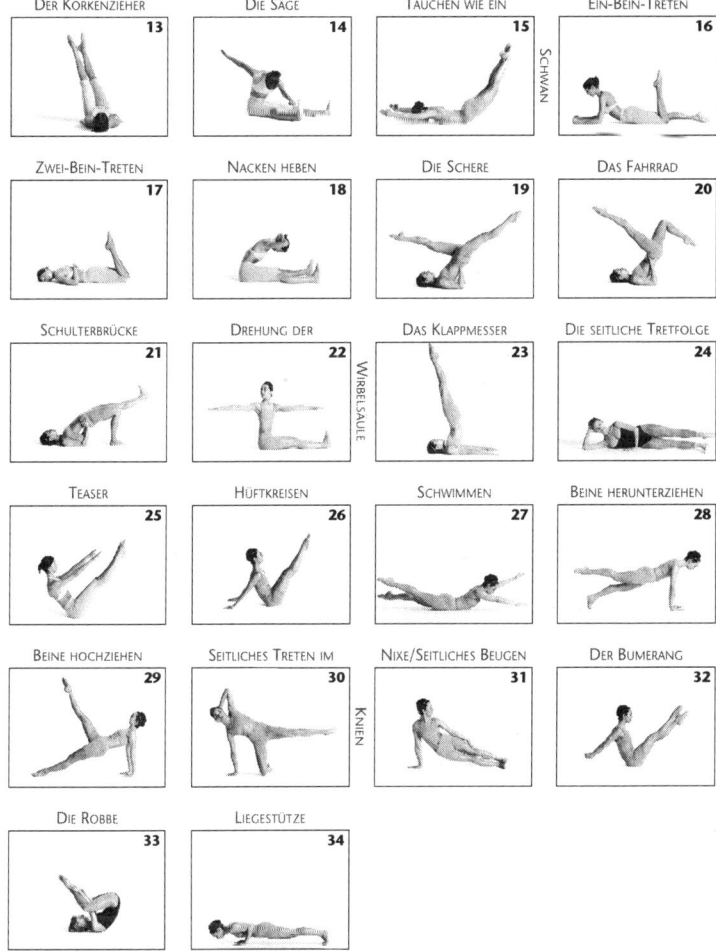

DER KORKENZIEHER **13**

DIE SÄGE **14**

TAUCHEN WIE EIN SCHWAN **15**

EIN-BEIN-TRETEN **16**

ZWEI-BEIN-TRETEN **17**

NACKEN HEBEN **18**

DIE SCHERE **19**

DAS FAHRRAD **20**

SCHULTERBRÜCKE **21**

DREHUNG DER WIRBELSÄULE **22**

DAS KLAPPMESSER **23**

DIE SEITLICHE TRETFOLGE **24**

TEASER **25**

HÜFTKREISEN **26**

SCHWIMMEN **27**

BEINE HERUNTERZIEHEN **28**

BEINE HOCHZIEHEN **29**

SEITLICHES TRETEN IM KNIEN **30**

NIXE/SEITLICHES BEUGEN **31**

DER BUMERANG **32**

DIE ROBBE **33**

LIEGESTÜTZE **34**

59

Die Hundert

Anfänger

**Die Hundert ist eine Atemübung,
die die Blutzirkulation erhöht und den Körper
so für die folgenden Übungen aufwärmt**

1 Auf den Rücken legen und die Knie zur Brust bringen. Tief einatmen und beim Ausatmen Brust und Bauch in die Matte unter Ihnen sinken lassen.

2 Halten Sie das Gefühl aufrecht, dass ein Gewicht Ihren Rumpf nach unten presst, während Sie den Kopf heben und Ihren Bauch anschauen. (Achten Sie darauf, sich vom oberen Rücken und nicht vom Nacken aus nach vorne zu beugen.)

3 Strecken Sie die Arme entlang den Seiten aus, und kommen Sie dann so weit hoch, bis Sie das untere Ende der Schulterblätter auf dem Boden spüren.

4 Dann strecken Sie die Beine zur Decke hoch und pressen das Gesäß und die Rückseiten der inneren Oberschenkel zusammen, bis kein Licht mehr durchscheint.

5 Beginnen Sie, mit den Armen gerade nach oben und unten zu pumpen, als wollten Sie Wasser schöpfen. (Diese Bewegung wird mit gestreckten Armen und knapp über der Matte ausgeführt.)

6 Bei der Einatmung auf fünf zählen, bei der Ausatmung ebenfalls auf fünf zählen und jedes Mal weiter nach vorne strecken.

7 Dann senken Sie die Beine auf 45° herunter oder so weit, bis sich die Wirbelsäule fast nach oben hebt.

8 In dieser Stellung pumpen Sie mit den Armen hundert Atemzüge lang.

9 Danach beenden Sie die Übung, indem Sie die Knie auf die Brust zurückbringen und sich dann in voller Länge ausstrecken und vorbereiten für *Das Aufrollen* (S. 62).

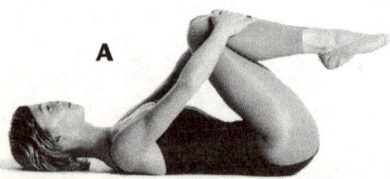

A

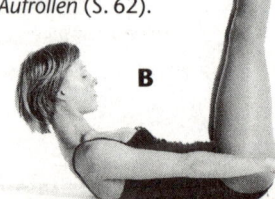

B

Das Bild:
Schöpfen Sie Wasser
mit den Armen

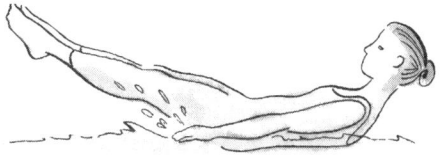

Ziel
Das Ziel der Hundert ist es, den Rücken mit den Beinen auf Augenhöhe ruhig und flach zu halten. Das ist anfangs keine einfache Übung, überanstrengen Sie sich deshalb nicht.

Wichtig
Lassen Sie Ihre Konzentration immer auf dem Gewicht auf Ihrem Bauch, während dieser bis zur Wirbelsäule sinkt.
• Die Schultern von den Ohren wegdrücken, damit die Nackenmuskulatur gestreckt und die Bauchregion gefordert wird.
• Das Zusammenpressen des Gesäßes und der Rückseiten der inneren Oberschenkel unterstützt die Stabilität des Rückens.

Vorsicht
Lassen Sie die Beine nie so weit nach unten sinken, dass Ihr Rücken belastet wird. Der Rücken sollte immer flach aufliegen und der Bauch eingezogen sein.

Abwandlung
Wenn Ihr unterer Rücken wehtut, ziehen Sie einfach die Knie zur Brust hoch.
• Wenn Ihr Nacken wehtut, ruhen Sie kurz auf der Matte aus und beginnen dann von neuem. Darauf achten, dass Sie sich von der Rückseite der Brust an hochheben und nicht vom Nacken aus.

Steigerung
Mit mehr Übung können Sie die Atmung langsamer werden lassen, sodass Ihre Kreislaufkapazität sich verbessert.

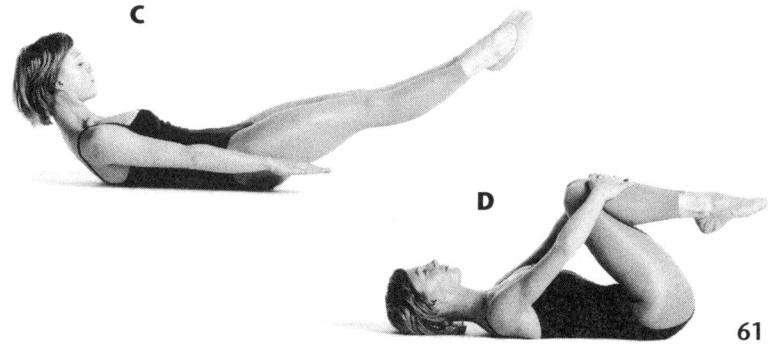

Das Aufrollen

Anfänger

**Das Aufrollen dehnt und stärkt die Wirbelsäule
durch das Aktivieren der einzelnen Wirbel**

1 Strecken Sie den Körper in voller Länge aus, ähnlich wie morgens vor dem Aufstehen.

2 Das Gesäß und die Rückseiten der inneren Oberschenkel fest zusammenpressen.

3 Die Füße in der Pilates-Stellung halten und die Arme nach oben über den Kopf ausstrecken.

4 Wenn die Arme die Brust passieren, den Kopf heben, einatmen und nach vorne aufrollen.

5 Stellen Sie sich vor, Ihr Unterkörper ist bis knapp unter die Hüfte an die Matte gefesselt.

6 Damit Sie die einzelnen Wirbel gut spüren, sollten Sie sich diesen Rhythmus vorstellen: das Kinn auf die Brust, die Brust über die Rippen, die Rippen über den Bauch, den Bauch über die Hüften und dann die Hüften über die Schenkel.

7 Beim Vorwärtsstrecken aus den Hüften atmen Sie aus, lassen aber den Bauchnabel hinten am Rückgrat.

8 Danach wieder zurückrollen, indem Sie Ihr Gesäß zusammenpressen und das Steißbein unter sich festklemmen. Einatmen und den Bauchnabel zur Wirbelsäule ziehen.

9 Jetzt folgt die Übung umgekehrt. Ausatmen und jeden einzelnen Wirbel auf der Matte spüren. Zur Stabilisierung die Rückseiten der inneren Oberschenkel zusammenpressen.

10 Wenn Sie mit den Schultern hinten die Matte berühren, den Kopf senken und die Arme ausstrecken für eine Ganzkörperdehnung, bevor Sie mit der Übung von neuem beginnen.

11 Nach drei bis vier Wiederholungen bleiben Sie flach auf der Matte liegen, beide Arme an den Seiten ausgestreckt und bereit für *Das Überrollen* (S. 64).

A

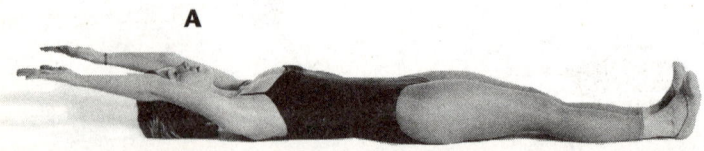

! *Achtung: Wenn Sie An-*
fänger/in sind, machen
Sie weiter mit dem Kreisen
mit einem Bein …

Das Bild: Ihr Unterkörper ist an die Matte gefesselt

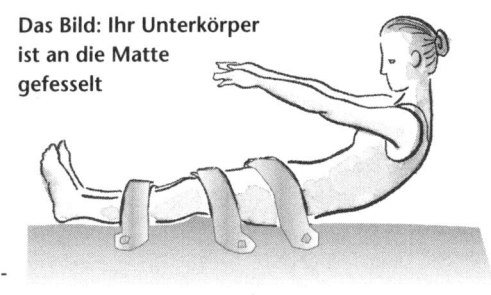

Ziel Versuchen Sie den Unterkörper vollkommen ruhig zu halten, während Sie die Wirbelsäule auf- und abrollen.

Wichtig Spüren Sie die Flüssigkeit der Bewegungen.
• Nutzen Sie die Gegenkräfte, wenn Sie beim Nach-vorne-Strecken gleichzeitig den Bauch einziehen.
• Vergessen Sie nicht, die Rückseiten Ihrer inneren Oberschenkel zusammenzupressen, damit der Unterkörper ruhig bleibt. Stellen Sie sich vor, Sie halten einen kleinen Ball mit Ihren Knöcheln oder mit den Rückseiten der inneren Oberschenkel fest.
• Das Kinn bleibt beim Vorwärtsrollen fest auf der Brust, damit Sie nicht vom Nacken aus nach vorne ziehen. Stellen Sie sich vor, Sie wickeln sich selbst nach vorne, strecken sich dann aus und wickeln sich dann langsam wieder auf die Matte zurück und ziehen dabei die Wirbelsäule in die Länge.

B

Vorsicht Nicht mit Nacken oder Schultern nach vorne rollen. Verwenden Sie die Muskulatur Ihres Powerhouses.
• Ihr Körper darf beim Vorwärtsdehnen nicht in sich zusammenfallen.
• Die Beine sollten sich nicht von der Matte heben.

D

C

Das Überrollen

Könner

Das Überrollen stärkt und festigt die Wirbelsäule mit Hilfe des Powerhouses

1 Legen Sie sich auf die Matte, die Arme sind zur Stabilisierung an den Seiten ausgestreckt.

2 Beginnen Sie das Überrollen, indem Sie das Gesäß zusammenpressen und einatmend die Beine von der Matte heben und über den Kopf bringen. Heben Sie sich von der Rückseite der Hüften an, und kontrollieren Sie die Bewegung mit Ihrem Powerhouse.

3 Überrollen, bis die Beine parallel zur Matte oder zur Decke sind. Nicht bis auf den Nacken hochrollen, sondern auf der Rückseite der Schultern balancieren.

4 Die Beine auf Hüftweite öffnen und ausatmen, während Sie die Wirbelsäule wieder auf die Matte zurückrollen und dabei jeden einzelnen Wirbel spüren.

5 Diese Bewegung können Sie kontrollieren, indem Sie sich vorstellen, auf Ihren Armen liegen Bleibarren, die Sie an der Matte festhalten. Geben Sie viel Gewicht in die Handflächen, um Halt zu haben für die Ausrichtung des Körpers.

6 Beim Herunterrollen spüren Sie, wie die Wirbelsäule immer länger wird, während Sie die Beine gerade und leicht nach außen gedreht halten.

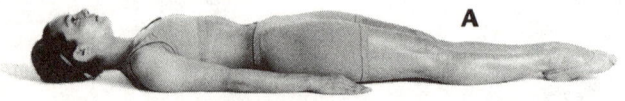

A

Das Bild:
Auf Ihren Armen
liegen Bleibarren, die Sie
an der Matte festhalten

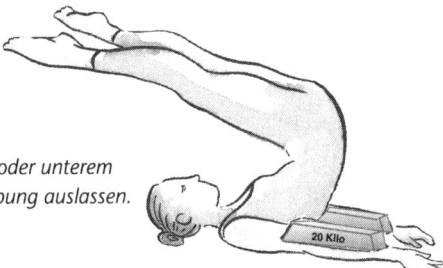

Bei Schmerzen in Nacken oder unterem
Rücken sollten Sie diese Übung auslassen.

7 Wenn Ihr Steißbein den Boden berührt, senken Sie die Beine weiter bis zu dem Punkt, an dem sich Ihr Rücken vom Boden hebt. Dann pressen Sie die Beine wieder zusammen und beginnen die Übung von neuem.

8 Machen Sie die Übung drei- bis fünfmal mit geschlossenen Beinen nach oben und geöffneten Beinen nach unten, dann kehren Sie die Beinposition um.

9 Das Überrollen beenden Sie mit den Armen an den Seiten, bereit für das *Kreisen mit einem Bein* (S. 68).

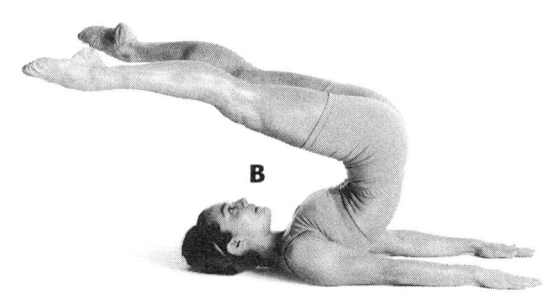

B

Ziel Der Unterkörper klebt während dieser Übung fest auf der Matte.

Wichtig Achten Sie darauf, dass Sie ausreichend aufgewärmt sind.
• Flüssiger Ablauf! Setzen Sie Ihr Powerhouse ein, um den Schwung gleichmäßig zu gestalten.
• Von der Rückseite der Hüften nach oben heben und nicht einfach durch das Gewicht der Beine nach hinten ziehen lassen.
• Stabilisieren Sie Ihren Rumpf, indem Sie viel Gewicht in die Handflächen geben, die beim Hochrollen langsam mitrutschen.
• Halten Sie zur besseren Kontrolle die Hüften und Beine leicht nach außen gedreht.

Vorsicht Niemals auf den Nacken hochrollen.
• Wenn Sie nicht überrollen können, ohne die Knie zu beugen oder anschließend die Beine auf den Boden sinken zu lassen, sollten Sie diese Übung noch nicht durchführen.

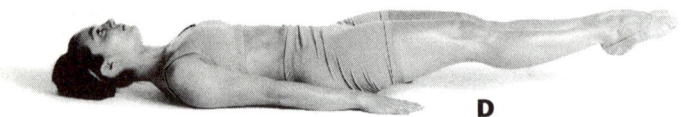

D

Abwandlung Am Anfang können Sie die Knie etwas »weich« machen, wenn die Dehnung auf der Rückseite der Beine zu groß wird. (Das darf aber keine Gewohnheit werden!)

Steigerung Zusätzlich können Sie die Zehen hinter sich auf der Matte ablegen und in die Fersen pressen.
• Beim letzten Überrollen können Sie Ihre Hände nach oben bringen und die Füße festhalten.

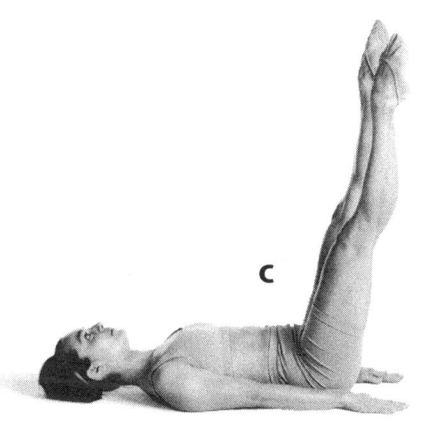

C

Kreisen mit einem Bein

Anfänger

Dieses Kreisen mit einem Bein festigt und stärkt den Oberschenkel im Hüftgelenk und dehnt den Muskel an der Außenseite des Schenkels

1 Es ist gut, diese Übung mit einer Dehnung zu beginnen. Ziehen Sie ein Knie auf die Brust, dann strecken Sie es zur Decke hoch, während Sie den Knöchel oder die Wade festhalten.

2 Legen Sie die Arme an die Seiten und lassen Sie das Bein hochgestreckt, möglichst in einem 90°-Winkel. Verlängern Sie Ihren Nacken, indem Sie ihn in den Boden pressen.

3 Das andere Bein sollte zur Stabilisierung zentriert und lang ausgestreckt sein.

4 Dehnen Sie Ihr Bein über Ihren Körper hinweg, dann kreisen Sie nach unten, zur Seite und wieder nach oben in die Ausgangsposition. Halten Sie das Bein an der Hüfte leicht nach außen gedreht, sodass die Rückseite der Hüfte Kontakt mit der Matte hält. Das Bein sollte nicht zu weit aus dem Hüftgelenk gedreht werden.

5 Stellen Sie sich vor, Sie malen Kreise an die Decke.

6 Wiederholen Sie die Übung drei- bis fünfmal, dabei atmen Sie ein zu Beginn des Kreises und aus bei dessen Vollendung. Danach ändern Sie die Richtung und wiederholen wieder drei- bis fünfmal. Während der gesamten Zeit sollte die Hüfte fest auf dem Boden aufliegen.

7 Wiederholen Sie die Dehnung und das Kreisen mit dem anderen Bein.

8 Das Kreisen mit einem Bein wird beendet, indem Sie beide Knie beugen und in die Sitzposition hochrollen. Heben Sie das Gesäß hoch bis zu den Fersen als Vorbereitung für die Übung *Rollen wie ein Ball* (S. 70).

A

B

68

Ziel Halten Sie Ihre Hüfte und Ihren Rumpf vollkommen ruhig, während Sie mit dem Bein kreisen.

Wichtig Die Betonung dieser Übung liegt auf dem Nach-oben-Schwingen, dabei sollten Sie mit Ihrem Powerhouse die Bewegung kontrollieren. Versuchen Sie das Bein nach jedem Kreis einen Moment ruhig zu halten, damit Sie die Bauchmuskulatur spüren.

• Pressen Sie die Handflächen in die Matte für mehr Stabilität.

• Damit Ihr Oberschenkelmuskel nicht die ganze Arbeit machen muss, drehen Sie Ihr Bein leicht in der Hüfte und stellen sich vor, dass Ihr Gesäß die Bewegung unterstützt. (Wenn Ihre Hüfte knackt, richten Sie Ihr Bein neu aus und denken daran, dass das Gesäß zusammengepresst ist.)

Vorsicht Achten Sie darauf, dass Ihr Knie beim Kreisen nicht nach innen wandert. Lassen Sie die Innenseite des Knies die Führung übernehmen.

• Lassen Sie Ihr Bein nicht so weit heruntersinken, dass es Ihren Rücken zwingt, von der Matte hoch zu kommen. (Beugen Sie das andere Knie notfalls ein wenig, um einen flachen Rücken zu behalten.)

• Den Kopf nicht nach hinten kippen und die Rückseite der Brust nicht von der Matte hochheben.

Steigerung Mit mehr Übung können Sie die Kreise größer werden lassen. Aber achten Sie darauf, immer die Hüften unter Kontrolle zu haben.

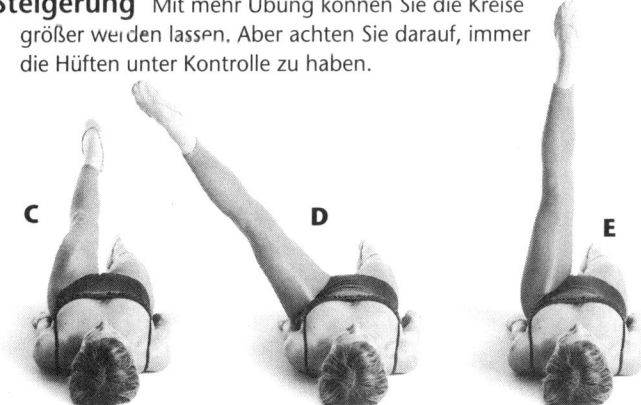

C   D   E

Rollen wie ein Ball

Anfänger

Das Rollen wie ein Ball ist eine Bauchübung, die das Gleichgewicht verbessert und die Wirbelsäule massiert

1 Setzen Sie sich an den Anfang der Matte, die Knie sind zur Brust hingezogen, nach den Knöcheln greifen. Die Fersen kleben zusammen, die Ellbogen sind gestreckt.

2 Öffnen Sie leicht die Knie und heben Sie die Füße von der Matte, bis Sie auf Ihrem Steißbein balancieren. Das Kinn liegt auf der Brust. Sie sollten sich rund wie ein Ball fühlen.

3 Beginnen Sie das Rollen, indem Sie den Bauchnabel tief zur Wirbelsäule ziehen und sich nach hinten fallen lassen, die Knie kommen mit. Werfen Sie nicht den Kopf nach hinten, um mit der Bewegung zu beginnen.

4 Beim Zurückrollen einatmen und beim Vorwärtskommen ausatmen, dabei ziehen Sie die Fersen fest zu Ihrem Gesäß.

5 Stellen Sie sich vor, Sie sitzen in einem Schaukelstuhl, der gerade umfallen will, und Sie bringen ihn schnell wieder hoch.

6 Jedes Mal beim Hochkommen ziehen Sie die Bremse an und balancieren auf Ihrem Steißbein. Ihre Füße dürfen die Matte nicht berühren.

7 Wiederholen Sie das Rollen wie ein Ball fünf- bis sechsmal. Danach bereiten Sie sich auf die Dehnung mit einem Bein vor, indem Sie sich wieder auf die Matte setzen und ein Knie zur Brust ziehen.

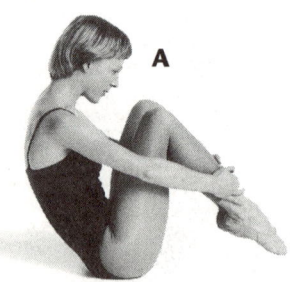
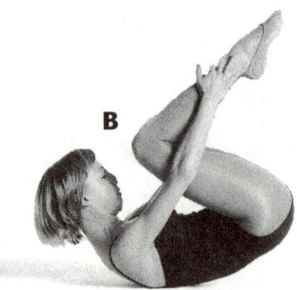

Das Bild: Sie sitzen in einem Schaukelstuhl

Ziel Versuchen Sie, während der ganzen
Bewegung ein kleines Knäuel zu sein.

Wichtig Das Wichtigste hier ist der
Schwung. (Je langsamer Sie nach
hinten rollen, desto schwieriger
wird das Hochkommen!)
• Versuchen Sie jeden einzelnen
Wirbel auf der Matte zu spüren,
wie die Tonleiter auf einem Xylofon.
• Vergessen Sie nicht, den Bauch einzuziehen und Kopf und Nacken
während der ganzen Übung gut zu stützen.
• Die Ellbogen bleiben gestreckt.

Vorsicht Der Kopf darf während der Übung nicht nach hinten und
vorne fallen. Er sollte sicher an die Knie gepresst werden.
• Nicht auf den Nacken rollen, sondern in der Höhe der Schulterblätter stoppen.
• Die Schultern dürfen nicht zu den Ohren hochgezogen werden.

Steigerung Als zusätzliche Herausforderung versuchen Sie Ihren
Kopf zwischen die Knie zu stecken und mit den Armen um die Beine
herum zu greifen, anstatt die Knöchel zu halten.

*Eine weitere Steigerung ist es, während der ganzen
Rollenbewegung die Fersen wie angeklebt am Körper zu halten.*

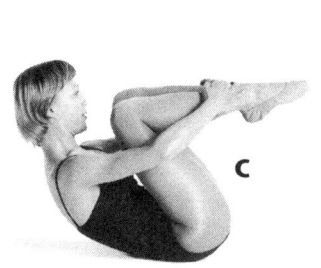

C

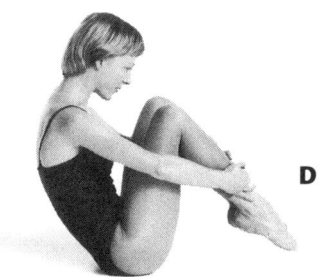

D

Dehnung mit einem Bein

Anfänger

**Die Dehnung mit einem Bein ist die erste von fünf Übungen der Bauchfolge.
Diese Abfolge trainiert die gesamte Bauchregion und dehnt die Beine**

1 Setzen Sie sich mit angewinkelten Knien auf die Mitte der Matte. Nehmen Sie dann Ihr rechtes Bein und ziehen Sie es zur Brust; die innere Hand liegt auf dem Knie und die äußere Hand auf dem Knöchel. (So bleibt Ihr Bein in einer Linie mit der Hüfte.)

2 Mit dem Rücken zur Matte hinunterrollen, das Bein weiterhin festhalten.

3 Das entgegengesetzte Bein vor Ihnen über der Matte ausstrecken, sodass der Rücken flach auf dem Boden liegen bleibt.

4 Mit ausgestreckten Ellbogen und dem Kinn auf der Brust einatmen und schauen, wie der Nabel hinunter auf die Wirbelsäule sinkt.

5 Stellen Sie sich vor, Sie sind fest am Boden verankert.

6 Ausatmen und die Beine wechseln, die äußere Hand hält den Knöchel, die innere Hand hält das Knie. Das andere Bein weit aus der Hüfte in einer Linie mit dem Zentrum Ihres Körpers ausstrecken.

7 Die Dehnung mit einem Bein fünf- bis zehnmal wiederholen und dann beide Knie zur Brust hinziehen und weitergehen zur Übung *Dehnung mit beiden Beinen* (S. 74).

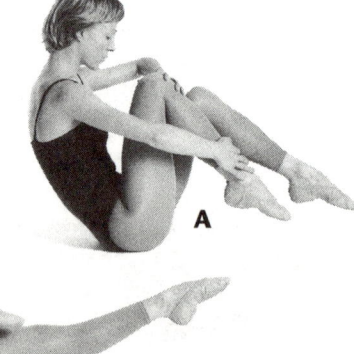

B

A

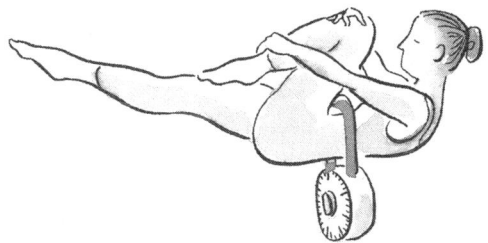

Ziel Während der gesamten Übung sollten Sie Ihren Rumpf angehoben und vollkommen ruhig halten.

Wichtig Das Anheben geschieht von der Bauchregion und von der Rückseite der Brust aus. (Die Augen schauen während der ganzen Übung auf den Bauch.)
• Der Bauch bleibt die ganze Zeit eingezogen, beim Beinwechsel sollten Sie die Wirbelsäule noch fester in die Matte pressen.
• Die Ellbogen bleiben ausgestreckt, die Schultern werden nach unten, von den Ohren weggepresst, damit Sie die Bauchmuskulatur gut einsetzen können.
• Wenn Sie beim Ausstrecken der Beine das Gesäß zusammenpressen, können Sie die Stellung besser ausführen.

Vorsicht Nicht vom Nacken aus anheben.
• Das ausgestreckte Bein sollte bis unter Hüfthöhe gesenkt werden, aber nur so tief, dass der Rücken sich nicht vom Boden hebt.

Abwandlung Wenn Sie am Knie Schmerzen haben, halten Sie das Bein unten an der Wade anstatt oben am Knie.
• Bei einem schmerzenden Rücken wird das gestreckte Bein nur senkrecht zur Decke ausgestreckt. Wenn die Muskelstärke im unteren Bauch wächst, können Sie als Herausforderung das Bein immer weiter senken.

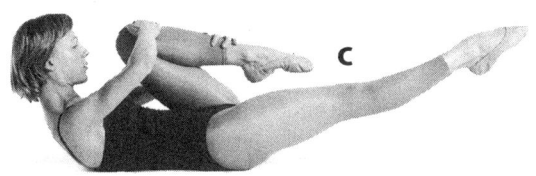

C

Dehnung mit beiden Beinen

Anfänger

Die zweite Übung der Bauchfolge. Sie trainiert das Powerhouse und dehnt den Körper

1 Legen Sie sich auf den Rücken und ziehen Sie beide Knie zur Brust hin, die Ellbogen sind ausgestreckt, der Kopf angehoben.

2 Tief einatmen und den ganzen Körper strecken, die Arme hinter dem Kopf lang machen, die Beine etwa in einem 45°-Winkel über der Matte vor Ihnen ausgestreckt halten, als würden Sie sich morgens im Bett vor dem Aufstehen strecken.

3 Stellen Sie sich vor, Ihr Rumpf ist fest mit dem Boden verwachsen, wie Sie das schon in der Dehnung mit einem Bein getan haben. Der Kopf sollte immer auf der Brust bleiben.

4 Beim Ausatmen die Knie zur Brust zurückbringen und mit beiden Armen umfassen.

5 Lassen Sie den Bauch noch weiter nach unten von den Knien wegsinken, um die Ausatmung zu unterstützen, als würden Sie die Luft aus den Lungen pressen.

6 Die Übung fünf- bis zehnmal wiederholen, dabei den Rumpf ruhig halten. Beim Dehnen einatmen und beim Ziehen ausatmen.

7 Danach ziehen Sie die Knie mit einer tiefen Ausatmung wieder zur Brust hin und gehen weiter zur *Geraden Dehnung mit einem Bein* (S. 76).

! *Achtung: Anfänger machen mit der Vorwärtsdehnung der Wirbelsäule weiter.*

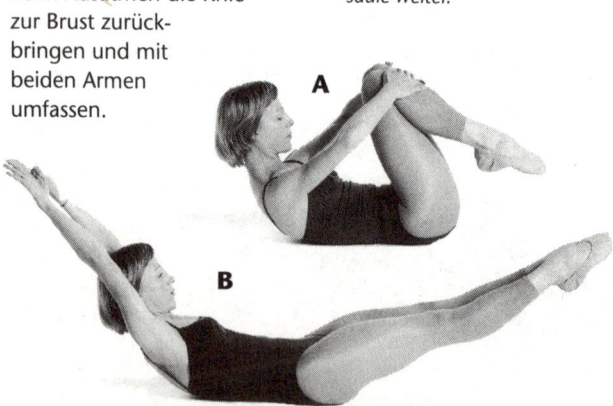

74

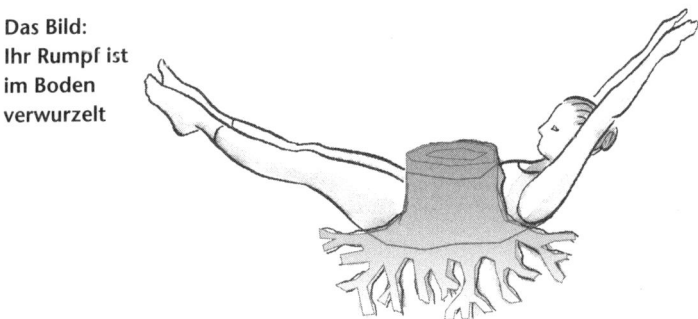

**Das Bild:
Ihr Rumpf ist
im Boden
verwurzelt**

Ziel Bei der Ausübung der Bewegungen sollte der Rumpf vollkommen ruhig gehalten werden.

Wichtig Unterstützen Sie Ihren Nacken, indem Sie das Kinn beim Ausstrecken auf die Brust pressen.

• Um den unteren Rücken zu stützen, pressen Sie das Gesäß und die inneren Oberschenkel fest zusammen, während Sie die Beine ausstrecken.

• Beim Einatmen und Ausstrecken achten Sie darauf, dass die Arme gerade sind und Sie sich fühlen, als würden Sie in zwei Richtungen gezogen und nur von Ihrer Bauchmuskulatur auf der Matte gehalten.

Tipp Wenn Sie beim Ausatmen die Knie nach oben gegen die Hände pressen und mit ausgestreckten Ellbogen die Entfernung zwischen den Knien und der Brust erhöhen, spüren Sie eine schöne Entlastung im oberen Rücken und im Nackenbereich.

Vorsicht Lassen Sie den Kopf nicht nach hinten fallen, wenn Sie die Arme hinter den Kopf ausstrecken.

Abwandlung Bei einem empfindlichen Rücken die Beine nur zur Decke strecken. Wenn die Muskelkraft im unteren Bauch zunimmt, können Sie die Beine dann tiefer senken.

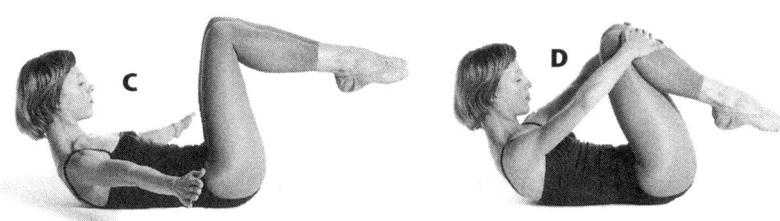

Gerade Dehnung
mit einem Bein

Fortgeschrittene

**Die dritte Übung der Bauchfolge.
Sie sorgt für eine zusätzliche Dehnung an der Rückseite
der Beine und trainiert immer noch die Bauchregion**

1 Auf den Rücken legen, beide
Knie zur Brust hinziehen, die
Ellbogen sind ausgestreckt,
der Kopf ist angehoben.

2 Das rechte Bein zur Decke
hochstrecken und mit beiden
Händen nach dem Knöchel
greifen, das linke Bein wird ausgestreckt knapp über der Matte
in Schwebe gehalten.

3 Stellen Sie sich vor, Ihr Rumpf
ist an der Matte festgenäht, der
Kopf bleibt auf der Brust.

4 Ausatmen und die Wirbelsäule
tiefer in die Matte unter Ihnen
pressen.

5 Einatmen,
das ange-
hobene, ge-
rade Bein zum
Kopf hinziehen,
zweimal zum Kopf
tippen.

6 Ausatmen und wie eine Schere
schnell die Beine wechseln.

7 Nach dem Knöchel des linken
Beines greifen und die Bewegung wiederholen. Stellen Sie
sich beim Ein- und Ausatmen
den Rhythmus von Scheiben-
wischern vor.

8 Wiederholen Sie die Übung
fünf- bis zehnmal und legen
Sie Ihre Hände dann hinter den
Kopf als Vorbereitung für die
*Gerade Dehnung mit beiden
Beinen* (S. 78).

A

B

**Das Bild: Ihr Rumpf ist
an der Matte festgenäht**

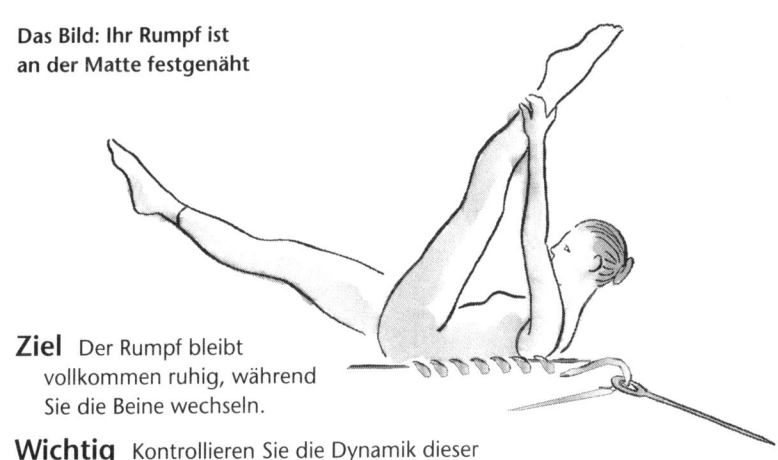

Ziel Der Rumpf bleibt
vollkommen ruhig, während
Sie die Beine wechseln.

Wichtig Kontrollieren Sie die Dynamik dieser
Übung mit kleinen Impulsen bei jeder Dehnung.
• Die Augen bleiben auf den Bauch geheftet, der Bauch durchgehend
eingezogen.

Vorsicht Achten Sie darauf, dass Sie die Schultern nicht bei jedem
Schlag nach unten sinken lassen oder sie hochziehen. Stattdessen von
der Rückseite der Brust aus anheben.
• Nicht die Schultern halten das Gewicht der Beine über Ihrem Kopf,
sondern Ihr Powerhouse!

Am Anfang Wenn diese Dehnung am Anfang zu schwierig ist,
halten Sie Ihr Bein weiter oben, entweder an der Wade oder auf
der Rückseite des Schenkels. Aber nicht an den Knien
festhalten.

Steigerung In der fortgeschritteneren Version halten Sie die Arme an den Seiten ausgestreckt. Hören Sie auf Ihr Gespür und stoppen Sie, wenn der Nacken oder der untere
Rücken wehtun.

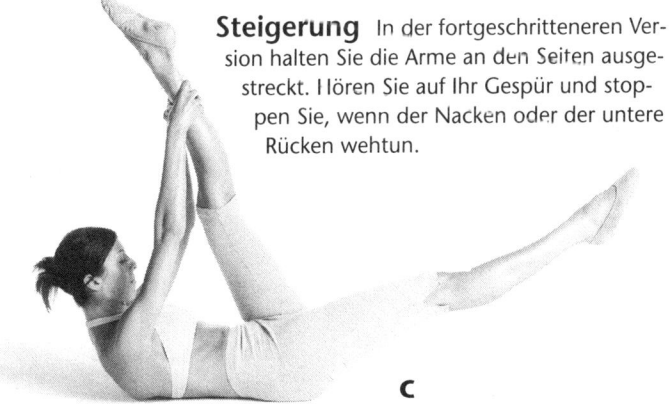

c

Gerade Dehnung mit beiden Beinen

Fortgeschrittene

Diese vierte Übung der Bauchfolge fordert das Powerhouse extrem heraus. Ober- und Unterbauch geben die Kraft beim Dehnen der Beinrückseiten

1 Legen Sie sich auf den Rücken, eine Hand über der anderen (nicht verschränkt) liegt hinter dem angehobenen Kopf.

2 Strecken Sie die Beine in der Pilates-Stellung gerade zur Decke hoch. Die inneren Oberschenkel zusammenpressen, bis kein Licht mehr durchscheint.

3 Verankern Sie Ihr Zentrum fest auf der Matte und heben Sie dann den Kopf zur Brust. Denken Sie daran, sich von der Rückseite der Schultern und mit der Bauchmuskulatur anzuheben und nicht aus dem Nacken heraus; die Hände dürfen den Kopf nicht nach vorne ziehen.

4 Zur Stabilisierung des unteren Rückens pressen Sie Ihre Gesäßhälften fest zusammen, dann senken Sie mit der Einatmung die Beine nach unten. Aufhören, sobald Sie spüren, dass sich Ihr Rücken von der Matte hebt.

5 Das Gesäß fest zusammenpressen und beim Ausatmen die gestreckten Beine zur Decke heben. Wenn die Beine wieder in die aufrechte Position zurückkehren, spüren Sie, wie sich Ihre Brust zu den Beinen hin bewegt.

6 Stellen Sie sich vor, Ihre Beine sind an Federn über dem Kopf befestigt. Sie müssen gegen den Zug die Beine nach unten bewegen und beim Heben dem Zug der Federn widerstehen.

7 Fünf- bis zehnmal wiederholen und dann die Knie zur Brust ziehen als Vorbereitung für das *Überkreuzen* (S. 80).

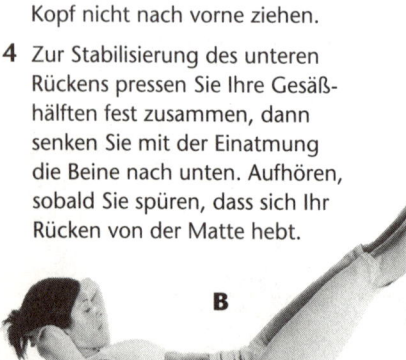
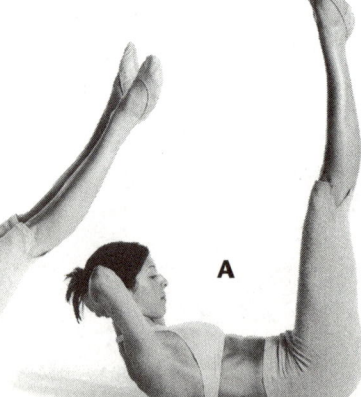

B

A

Ziel Versuchen Sie Ihren Rumpf vollkommen ruhig zu halten, während Sie die Beine zum Boden senken.

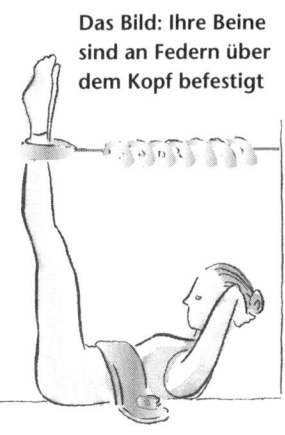

Wichtig Die Ellbogen sind ausgestreckt und die Schultern nach unten gepresst, um die Nackenmuskulatur zu dehnen und die Bauchmuskulatur herauszufordern.

• Sie können diese Bewegung besser kontrollieren, wenn Sie Hüfte und Beine leicht nach außen drehen, beim Anheben extra fest pressen und die Brust in Richtung Schenkel hin bringen.

• Während der ganzen Übung bleibt der Bauch eingezogen und der Rücken wird in die Matte gepresst. Stellen Sie sich vor, Ihr Bauchnabel hebt und senkt die Beine.

Vorsicht Der Rücken darf sich beim Senken nicht von der Matte heben.

• Die Beine oder Füße sollten nicht über die Gürtellinie hinweggehen. Anhalten, wenn die Beine ganz senkrecht stehen.

Abwandlung Zur Erleichterung können Sie die Hände in »V«-Stellung unter dem Steißbein platzieren (Handflächen nach unten), das unterstützt den Rücken.

Steigerung Als zusätzliche Herausforderung können Sie die Dynamik der Übung steigern, indem Sie die Betonung vom Heben auf das Senken verlagern. (Entsprechend die Atmung wechseln!)

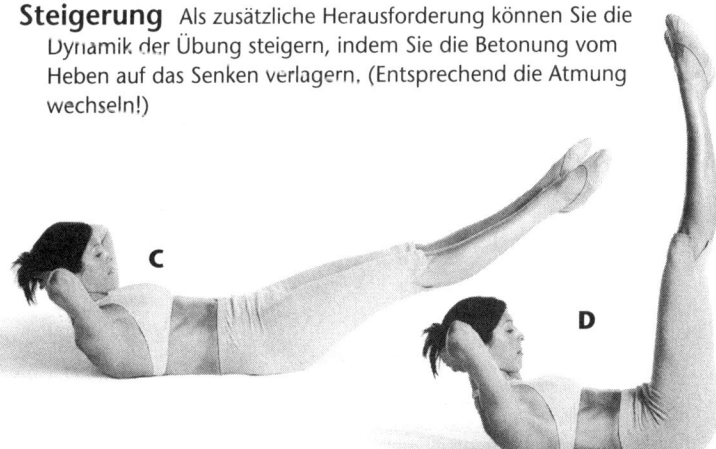

C

D

Überkreuzen

Fortgeschrittene

Die letzte Übung der Bauchfolge trainiert die äußeren Schrägmuskeln des Bauches, die Taille und das Powerhouse

1 Legen Sie sich auf den Rücken, die Hände befinden sich hinter dem angehobenen Kopf, die Knie werden zur Brust gezogen.

2 Das rechte Bein lang ausstrecken und den Oberkörper so drehen, dass der rechte Ellbogen das linke Knie berührt. Mit der Drehung einatmen.

3 Darauf achten, dass Sie sich schon unterhalb der Schulter heben, um das Knie zu erreichen, und nicht einfach aus dem Schultergelenk heraus drehen.

4 Schauen Sie zur Seite zum linken Ellbogen, um die Dehnung zu erhöhen, und halten Sie die Stellung beim Ausatmen. Achten Sie darauf, dass Ihr oberer Rücken und Ihre Schultern die Matte bei der Drehung nicht berühren und die Dehnung halten.

5 Wechseln Sie die Stellung mit der Einatmung, und bringen Sie Ihren linken Ellbogen zum rechten Knie, während Sie das andere Bein vor sich ausstrecken. Halten Sie die Dehnung, während Sie vollkommen ausatmen.

6 Stellen Sie sich vor, Ihr Zentrum ist in der Matte festzementiert, sodass Sie nicht von Hüfte zu Hüfte schaukeln.

7 Machen Sie die Übung fünf- bis zehnmal, dann ziehen Sie Ihre Knie fest zur Brust hin.

8 Zum Sitzen kommen und als Vorbereitung für die *Vorwärtsdehnung der Wirbelsäule* (S. 82) die Beine ausstrecken.

A

B

Das Bild: Ihr Zentrum ist in der Matte festzementiert

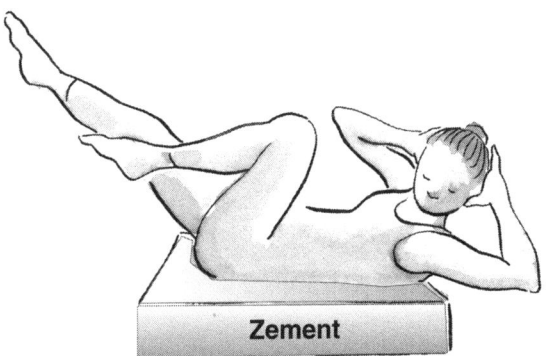

Zement

Es gibt viele Möglichkeiten, bei dieser Übung zu mogeln! Hier sind die häufigsten.

Wichtig Vergewissern Sie sich, dass Sie sich aus der Taille heraus heben und nicht aus dem Nacken oder den Schultern drehen.

• Halten Sie die Ellbogen während der ganzen Übung so ausgestreckt wie möglich, sie dürfen beim Drehen die Matte nicht berühren.

• Schauen Sie wirklich bei der Drehung schräg nach hinten zum Ellbogen, damit der äußere Bauchmuskel stärker beansprucht wird (so wird auch der Augenmuskel gestärkt).

• Die Übung darf nicht zu schnell durchgeführt werden. Spüren Sie die Drehung und halten Sie die Stellung bei der vollständigen Ausatmung.

• Das ausgestreckte Bein darf nicht zu weit nach unten sinken. Durch das Zusammenpressen der Gesäßmuskulatur können Sie das kontrollieren.

• Der Körper sollte nicht von einer Seite zur anderen geschaukelt werden. Je ruhiger, desto besser.

C

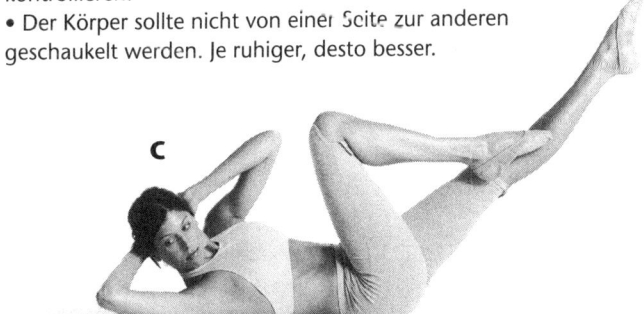

Vorwärtsdehnung der Wirbelsäule

Anfänger

Diese Übung stärkt die Wirbelsäule und sorgt für eine gute Haltung. Die Oberschenkelstrecker werden gedehnt, und verbrauchte Luft wird aus den Lungen gepresst

1 Setzen Sie sich aufrecht auf die Matte, die Beine sind ausgestreckt und etwas weiter als hüftbreit geöffnet.

2 Die Arme ausstrecken und die Füße fest anziehen.

3 Einatmen und noch aufrechter sitzen, so als wollten Sie Ihren Kopf durch die Decke pressen.

4 Das Kinn auf die Brust legen und zum Bauch abrollen, dabei alle Luft aus den Lungen pressen. Stellen Sie sich vor, Sie formen mit Ihrem Körper ein C.

5 Bei der Vorwärtsdehnung ausatmen und gleichzeitig die Bauchmuskulatur nach innen ziehen. Stellen Sie sich vor, Sie dehnen sich über einem Wasserball zwischen Ihren Beinen. Pressen Sie den Ball mit den inneren Oberschenkeln, während Sie die Brust über den Ball heben.

6 Einatmen und die Bewegung umkehren. Sie rollen hoch, als stünde eine Wand hinter Ihnen.

7 Ausatmen, während Sie in die aufrechte Position zurückkehren. Die Schultern nach unten pressen und die Arme lang vor Ihnen ausstrecken. Spüren Sie, wie Ihr Rücken sich flach gegen die imaginäre Wand dehnt.

8 Dreimal wiederholen, dabei jedes Mal die Wirbelsäule stärker zu dehnen. Die Übung beenden, indem Sie sich wieder aufrecht hinsetzen und die Knie zur Brust hinziehen als Vorbereitung auf die *Wippe mit geöffneten Beinen* (S. 84).

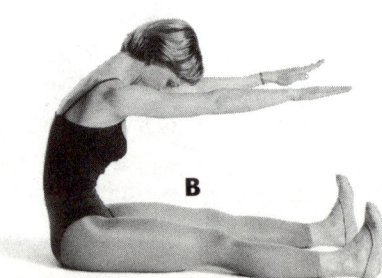

A   B

Das Bild:
Ihr Körper formt ein großes C

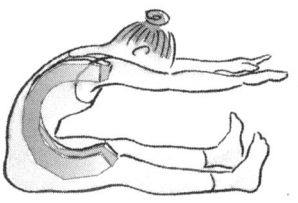

Ziel Versuchen Sie, die Hüften stabil zu halten und den Bauchnabel nach hinten zu ziehen, während Sie sich nach vorne dehnen.

Wichtig Beim Aufrollen in die Sitzstellung achten Sie darauf, dass Sie sich vom Powerhouse aus heben und nicht vom Kopf. (Der Kopf hebt sich zuletzt.)

• Die Schultern werden beim Hochrollen nach unten und von den Ohren weggepresst, um die Nackenmuskulatur zu entlasten. Die Schädeldecke streckt sich hoch zum Himmel.

• Vergessen Sie nicht, beim Vorwärtsrollen die Zehen zum Gesicht hin zu strecken.

• Kontrollieren Sie die Bewegung, indem Sie in die Dehnung atmen.

• Versuchen Sie sich beim Hochrollen vorzustellen, zwischen jedem Wirbel Platz zu lassen.

Vorsicht Bei der Vorwärtsdehnung dürfen sich die Knie nicht nach innen drehen.

• Wenn Sie wieder in die aufrechte Sitzposition zurückkommen, sollten Sie nicht nach hinten, sondern nach oben rollen.

• Halten Sie nicht den Atem an, denn das führt zu Verspannungen im Körper und schränkt Ihren Fortschritt ein.

Steigerung Mit zunehmender Übung können Sie die Dehnung immer mehr erhöhen, indem Sie die Wirbelsäule bei jeder Wiederholung stärker nach unten ziehen.

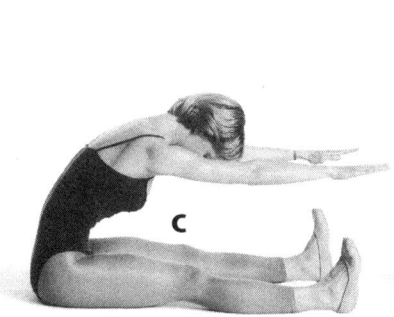

C

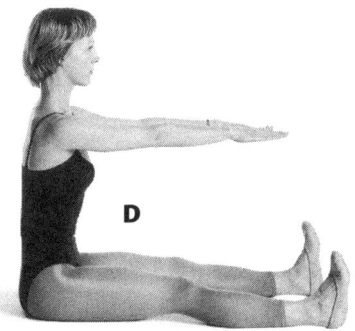

D

Wippe mit geöffneten Beinen

Fortgeschrittene

Die Wippe mit geöffneten Beinen massiert die Wirbelsäule, dehnt den Rücken, kräftigt das Powerhouse und macht einfach Spaß!

1 Setzen Sie sich an das untere Ende Ihrer Matte und ziehen Sie die Knie zur Brust hin. Dann die Knie schulterbreit öffnen und die Knöchel umfassen.

2 Den Bauchnabel zur Wirbelsäule einziehen, nach hinten lehnen und dabei die Beine vom Boden heben und auf dem Steißbein balancieren.

3 Beide Beine in V-Stellung zur Decke hoch strecken und balancieren. Die Arme sind gestreckt.

4 Dann das Schaukeln beginnen, indem Sie einatmen, den Nabel zur Wirbelsäule pressen und das Kinn zur Brust bringen, also nicht den Kopf nach hinten werfen.

5 In dieser V-Stellung nach hinten rollen bis zum unteren Ende der Schulterblätter, ausatmen und wieder hochkommen (Kinn auf der Brust).

6 Stellen Sie sich vor, Sie sitzen in einem Schaukelstuhl mit hohen Lehnen, der umkippen will, und Sie bringen ihn schnell in die Balance-Stellung zurück.

7 Das Hochkommen und Balancieren etwa sechsmal wiederholen, dann die Beine zusammenbringen, oben lassen, den Oberkörper auf der Matte ablegen und vorbereiten auf den *Korkenzieher* (S. 86).

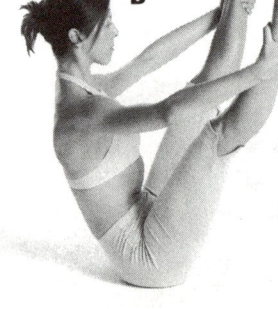

B

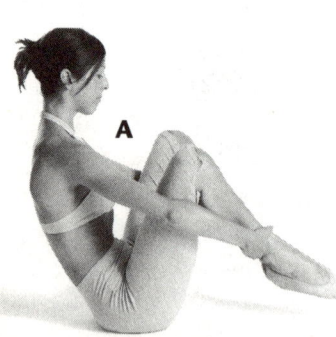

A

**Das Bild: Sie sitzen
in einem Schaukelstuhl**

Ziel Versuchen Sie, mit gestreckten
Armen und Beinen und mit Hilfe des
Powerhouses die Knöchel zu fassen.

Wichtig Der Trick dieser Übung besteht
darin, darauf zu achten, dass Sie auch wirklich mit der Bauchmuskulatur arbeiten und
sich nicht jedes Mal abmühen, wieder nach
oben zu kommen. Ausschlaggebend ist
hier die Dynamik.
• Ziehen Sie die Bauchmuskulatur
nach innen, um das Schaukeln zu beginnen und um wieder hochzukommen.

Vorsicht Nicht den Kopf nach vorne und hinten werfen, um die
Bewegung einzuleiten.
• Nicht bis auf die Rückseite des Nackens rollen.

Am Anfang Versuchen Sie einfach, Ihre Beine auszustrecken und
ohne Schaukeln zu balancieren. Dann versuchen Sie, mit gestreckten
Beinen zu schaukeln und dabei die Waden festzuhalten.
(Nicht die Knie festhalten.)

Steigerung Könner fordern sich heraus, indem sie die Hände nur an
die Knöchel (oder Schienbeine) legen und ohne festzuhalten schaukeln. Die Hände müssen in ihrer Position bleiben. (Nicht vergessen,
aus dem Powerhouse zu arbeiten!) In der aufgerichteten
Stellung immer einen Moment innehalten und balancieren.

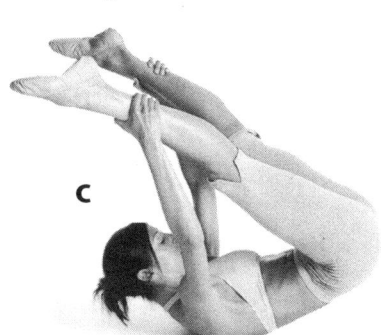

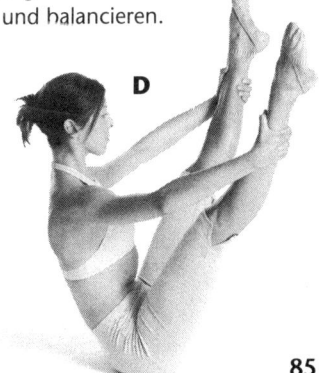

Der Korkenzieher

Fortgeschrittene

Der Korkenzieher zielt auf die Muskeln des Powerhouses, dehnt den Rücken und erhöht das Gleichgewichtsgefühl

1 Legen Sie sich auf die Matte, die Beine sind in der Pilates-Stellung zur Decke gestreckt. Die Arme liegen lang und schwer an den Seiten.

2 Einatmen und den Nabel zur Wirbelsäule sinken lassen, während Sie mit den Beinen anfangen zu kreisen. Nach links, unten, rechts und mit der Ausatmung wieder in die Ausgangsstellung zurück.
Die Hüften dürfen sich nicht von der Matte heben. Stellen Sie sich vor, auf Ihrem Oberkörper liegt ein schweres Gewicht, sodass Sie nur die Beine frei bewegen können.

3 Kehren Sie jedes Mal die Richtung um. Einatmen beim Beginn und ausatmen, wenn Sie den Kreis vollenden. Der Rücken bleibt die ganze Zeit flach am Boden liegen.

4 Achten Sie darauf, dass Gesäß und innere Oberschenkel die ganze Zeit zusammengepresst sind, sodass man kein Licht zwischen den Beinen sieht.

5 Den Korkenzieher etwa drei- bis viermal wiederholen und dann die Knie auf die Brust beugen und den unteren Rücken entspannen.

6 Hochrollen in eine sitzende Stellung, die Beine auf der Matte ausstrecken und etwas weiter als hüftbreit öffnen zur Vorbereitung für *Die Säge* (S. 88).

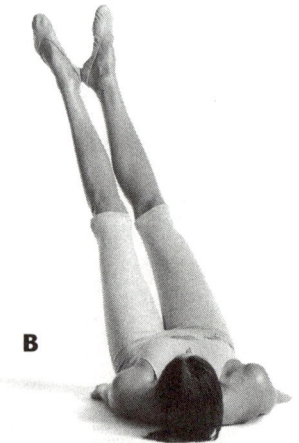

A

B

Ziel Nacken, Rücken und Schultern sollten während der ganzen Übung vollkommen ruhig gehalten werden.

Am Anfang Führen Sie ziemlich kleine Kreise aus, und stecken Sie die Hände als Dreieck direkt unter das Steißbein, damit die Hüfte leicht nach hinten zum Zentrum kippt. Mit mehr Übung und Kontrolle können Sie später die Kreise immer größer werden lassen.

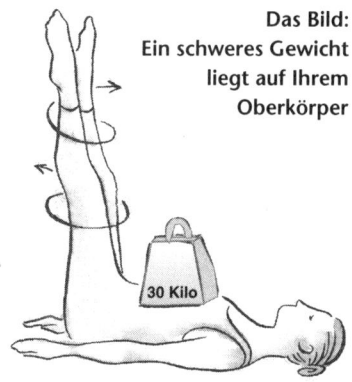

**Das Bild:
Ein schweres Gewicht
liegt auf Ihrem
Oberkörper**

30 Kilo

Wichtig Achten Sie darauf, dass oberer Rücken und Schultern die ganze Zeit in die Matte gepresst werden.
• Pressen Sie die Handflächen in die Matte an Ihrer Seite, um den Oberkörper zu stabilisieren.
• Pressen Sie die Rückseite der Innenschenkel und das Gesäß zusammen, um dem unteren Rücken mehr Halt zu geben.
• Stellen Sie sich vor, Ihre Beine sind zusammengewachsen.

Vorsicht Nicht auf den Nacken rollen.
• Der Rücken darf sich nicht von der Matte heben.

Steigerung In der Könner-Version dürfen sich die Hüften vom Boden heben, die Beine ziehen Kreise bis hinter den Kopf, als würden Sie mit Ihrem ganzen Körper einen großen Kreis ziehen.

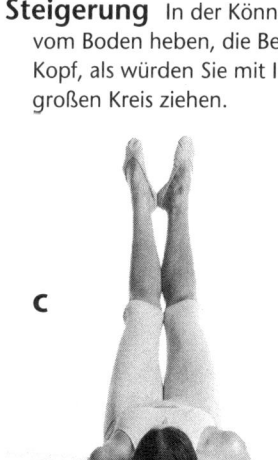

C

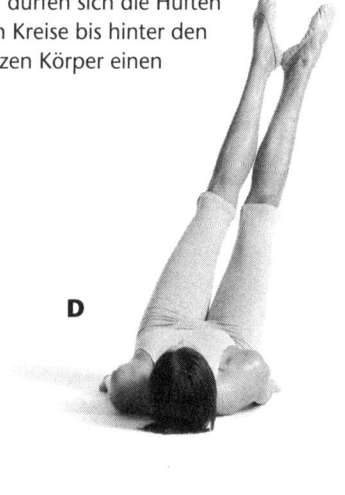

D

Die Säge

Fortgeschrittene

**Die Säge ist eine Atemübung, die verbrauchte Luft
aus den Lungen herauswringt wie Wasser
aus einem nassen Handtuch. Die Taille wird gestärkt
und die Oberschenkelstrecker gedehnt**

1 Setzen Sie sich so aufrecht wie möglich hin, die Beine sind etwas weiter als hüftbreit geöffnet. Die Zehen zum Kopf hinziehen und die Fersen wegschieben.

2 Die Arme an den Seiten ausstrecken, als wollten Sie die Zimmerseiten berühren.

3 Einatmen und den Bauchnabel zur Wirbelsäule ziehen. Stellen Sie sich vor, Sie strecken Ihren Scheitel bis zur Decke hoch.

4 Aus der Taille nach links drehen, die rechte Hüfte bleibt fest auf der Matte.

5 Stellen Sie sich vor, Sie sitzen in einem Zementblock und können sich nur aus den Hüften heraus bewegen.

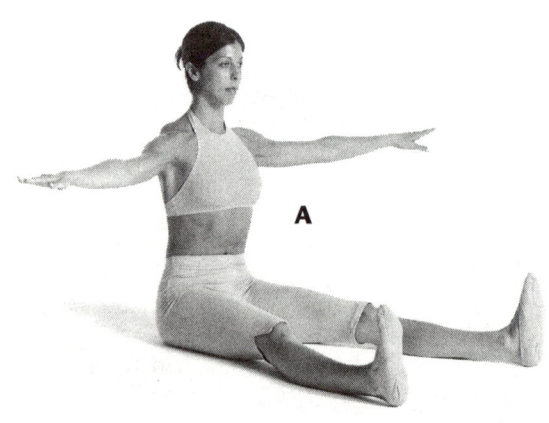

A

6 Bringen Sie Kopf und Brust zum linken Bein, der rechte Arm wird nach vorne zum kleinen Zeh hin gestreckt, dabei streicht der kleine Finger den kleinen Zeh wie eine Säge.

7 Die Brust weiter zum Schenkel hin dehnen und tiefer ausatmen. Die Hüfte ist einbetoniert und kann sich nicht bewegen. Die Schädeldecke zum kleinen Zeh strecken.

8 Einatmen und den Körper, beginnend beim Bauchnabel, nach oben in die Ausgangsposition ziehen. Aufrecht und mit geöffneten Armen über den Hüften sitzen.

9 Die Übung auf der rechten Seite wiederholen; tief ausatmen und Brust und Kopf zum rechten Bein dehnen.

10 Viermal wiederholen und dann auf den Bauch legen für das *Tauchen wie ein Schwan* (S. 92).

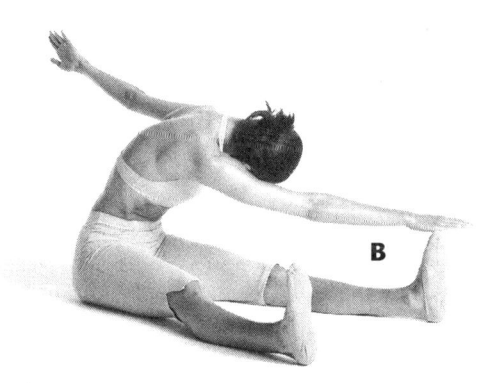

Ziel Die Hüften bleiben vollkommen ruhig, während Sie sich zum kleinen Zeh dehnen; das Bein ist gerade, der hintere Arm erhoben.

Wichtig Auf der Gegenseite die Ferse nach vorne strecken und die Hüfte in den Boden pressen.

• Beim Hochkommen die Lungen mit frischer Luft füllen und bei der Drehung mit der Ausatmung die Lungen auswringen.

• Versuchen Sie aus dem Powerhouse mit dem Kopf zuletzt hochzu-kommen.

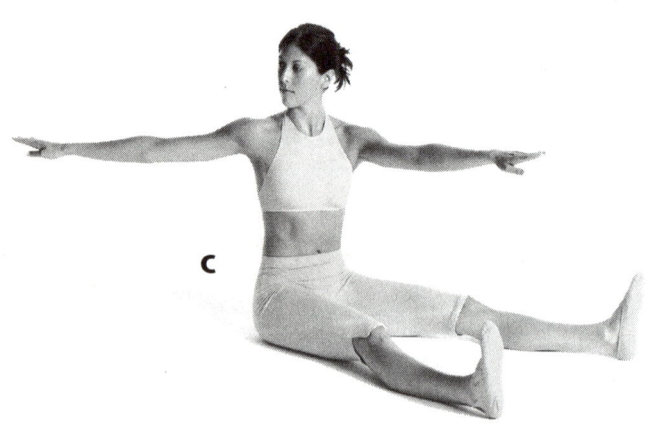

Das Bild: Sie sitzen in einem Zementblock

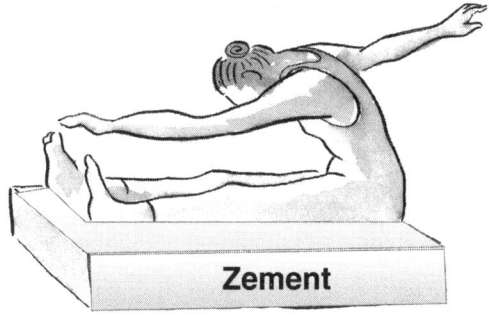

Zement

Vorsicht Nicht aus dem Nacken nach vorne lehnen, sondern auf die Schädeldecke konzentrieren.

• Die Knie dürfen sich nicht nach innen drehen, ziehen Sie die kleinen Zehen nach hinten.

Abwandlung Wenn die Dehnung zu schwierig ist, können Sie das Knie auf der Gegenseite weich machen.

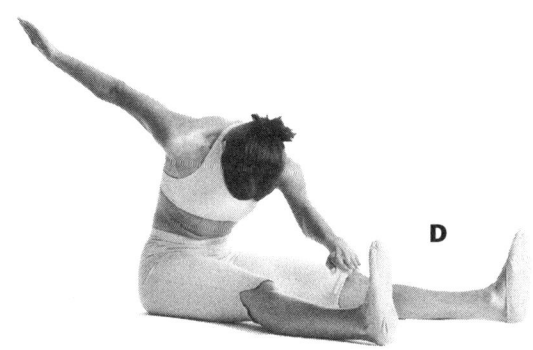

D

Tauchen wie ein Schwan

Könner

Das Schwanentauchen dehnt und stärkt alle Muskeln des Rückens, Nackens und der Schultern

1 Auf den Bauch legen und die Handflächen direkt unter den Schultern auflegen. Die Beine eng zusammen und die Fußrücken in die Matte pressen.

2 Beim Einatmen den Bauchnabel zur Wirbelsäule ziehen und die Arme strecken. Die Brust anheben, der Hals bleibt lang.

3 Ausatmen, die Arme beugen und zur Matte zurückkommen. Die Gesäßhälften und die inneren Oberschenkel bleiben als Halt für den unteren Rücken zusammengepresst.

4 Diese Dehnung zwei- bis dreimal ausführen als Vorbereitung für das Schwanentauchen.

5 Bei der letzten Dehnung lassen Sie die Hände los, die Brust streckt sich zur Decke. Einatmen und

mit ausgestreckten Armen und Beinen auf das Brustbein zurückschaukeln. Stellen Sie sich vor, Sie tauchen nach vorne, um einen Wasserball zu greifen.

6 Im gleichen Schwung ausatmen und nach hinten schaukeln, dabei die Brust anheben und sich vorstellen, Sie werfen den Ball über Ihren Kopf zurück.

7 Weiter nach vorne und hinten schaukeln, nach vorne einatmen, nach hinten ausatmen.

8 Fünfmal schaukeln, dann die Hände auf die Matte legen, auf die Fersen zurücksetzen und die Stirn auf die Matte legen.

9 Diese Ruhestellung ein bis zwei Atemzüge halten und dann auf den Bauch legen, die Ellbogen sind jetzt auf die Matte gestützt für das *Ein-Bein-Treten* (S. 94).

B

A

Wenn Sie unter Rücken-
schmerzen leiden, sollten
Sie diese Übung auslassen.
Trainieren Sie langsam nur die
vorbereitende Dehnungs-
übung bis Punkt 4.

Achtung: In der Mittelstufe
(Fortgeschrittene) geht es
nach Punkt 4 weiter mit dem
Ein-Bein-Treten …

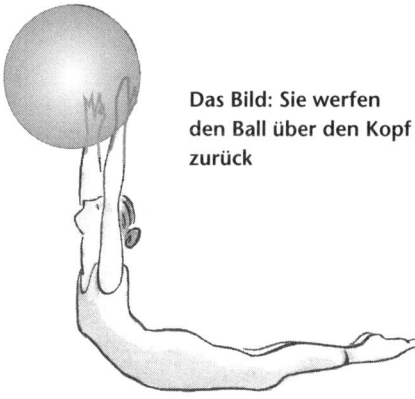

Das Bild: Sie werfen
den Ball über den Kopf
zurück

Ziel Versuchen Sie den
Körper ganz steif zu hal-
ten, indem Sie mit zu-
sammengeklebten Beinen und ausgestreckten Armen schaukeln.

Wichtig Ausschlaggebend für diese Übung sind Atmung und
Dynamik. Konzentrieren Sie sich durchgehend auf Ihre Atmung, und
versuchen Sie, den Schwung beizubehalten.
• Mit der Muskulatur des Powerhouses arbeiten, um die empfindlichen Muskeln entlang der Wirbelsäule zu schützen. Diese Muskeln
überdehnen sich leicht und schmerzen dann nachhaltig.
Achten Sie auf Ihren Körper: Wenn es wehtut, sofort aufhören.
• Während des gesamten Schwanentauchens die Knie zusammenhal-
ten. Wenn das zu schwierig ist, leicht öffnen, aber das Gesäß nicht
entspannen.

Vorsicht Beim Schaukeln den Kopf nicht nach
hinten und vorne werfen. Aus der Brust anheben und
den Nacken lang machen, um das Gewicht des
Kopfes abzusichern.

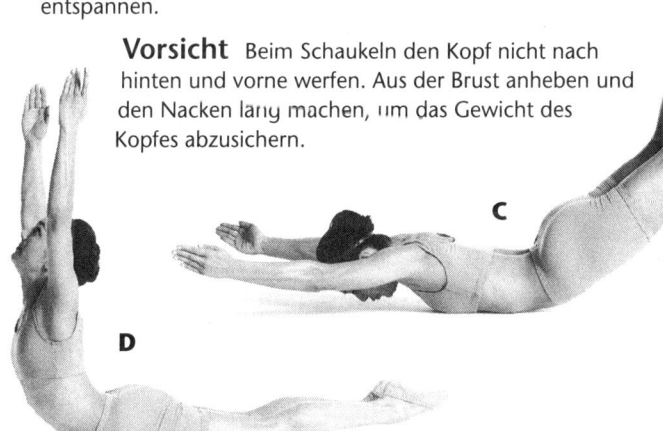

C

D

Ein-Bein-Treten

Fortgeschrittene

Das Ein-Bein-Treten trainiert Oberschenkelstrecker, Bizeps und Trizeps und dehnt Schenkel-, Knie- und Bauchmuskulatur

1 Legen Sie sich auf den Bauch, die Ellbogen sind aufgestützt, der Bauchnabel wird zur Wirbelsäule hochgezogen, das Schambein fest auf die Matte gepresst.

2 Pressen Sie Ihr Gesäß und die Rückseiten der inneren Oberschenkel zusammen, um den unteren Rücken zu stützen. Achten Sie darauf, dass die Ellbogen direkt unter den Schultern sind und die Brust angehoben ist, damit Schultern und Nacken nicht absinken.

3 Die Hände können Sie zu Fäusten ballen und direkt vor den Ellbogen platzieren. (Wenn die Fäuste unbequem sind, legen Sie die Hände mit den Handflächen nach unten auf die Matte.) Denken Sie daran, den Oberkörper von der Matte wegzudrücken, indem Sie sich von den Ellbogen wegstemmen.

4 Stellen Sie sich vor, Sie sind am Bauch an die Decke gehängt und müssen die Ellbogen und das Schambein in die Matte pressen, um Halt zu haben.

5 Machen Sie die Wirbelsäule lang und treten Sie dann zweimal kurz mit der linken Ferse auf die linke Gesäßhälfte. Das Bein der Gegenseite ist ausgestreckt. Der Fuß darf die Matte zwischen den zwei kurzen Schlägen nicht berühren.

6 Vergessen Sie nicht, den Bauch anzuheben, indem Sie sich von den Ellbogen wegstemmen.

7 Fünfmal auf beide Seiten kicken und dann zurück auf die Fersen setzen, um den unteren Rücken zu entspannen. Wieder auf den Bauch legen, das Gesicht zur Seite und die Hände auf den Rücken als Vorbereitung auf das *Zwei-Bein-Treten* (S. 96).

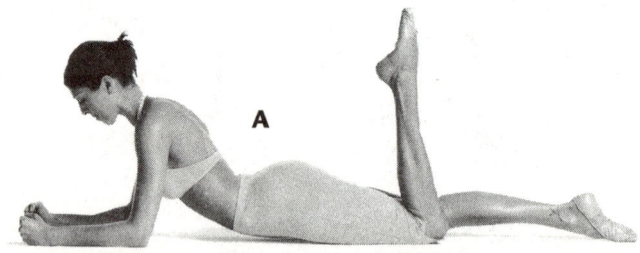

A

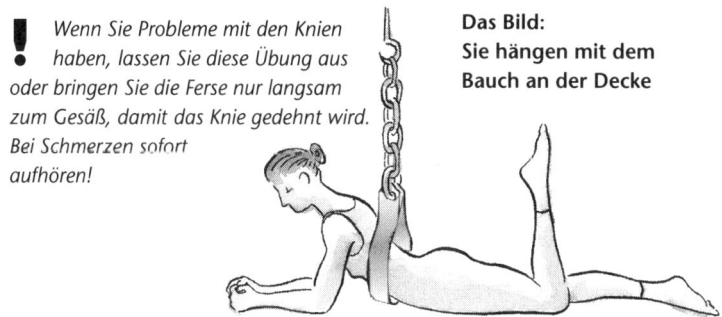

Wenn Sie Probleme mit den Knien haben, lassen Sie diese Übung aus oder bringen Sie die Ferse nur langsam zum Gesäß, damit das Knie gedehnt wird. *Bei Schmerzen sofort aufhören!*

Das Bild:
Sie hängen mit dem
Bauch an der Decke

Ziel Versuchen Sie, angehoben und vollkommen ruhig zu bleiben, während Sie mit der Ferse auf das Gesäß kicken.

Wichtig Wichtig an dieser Übung ist, den Körper während der Kickbewegung immer angehoben zu lassen. Das erreichen Sie am besten, wenn Sie versuchen, die Brust von den Ellbogen nach oben zu drücken und trotzdem das Schambein in die Matte zu pressen.
• Achten Sie darauf, sich von der Schädeldecke aus lang zu machen, damit der Hals gestreckt wird und das Gewicht des Kopfes tragen kann.
• Die Oberschenkel und Knie sollten während des Tretens wie zusammengeklebt bleiben, das stärkt Oberschenkelstrecker und Gesäßmuskulatur.

Vorsicht Schultern und unteren Rücken nicht einsinken lassen.
• Wenn der untere Rücken schmerzt, aufhören. Auf die Fersen setzen und den Rücken entspannen.

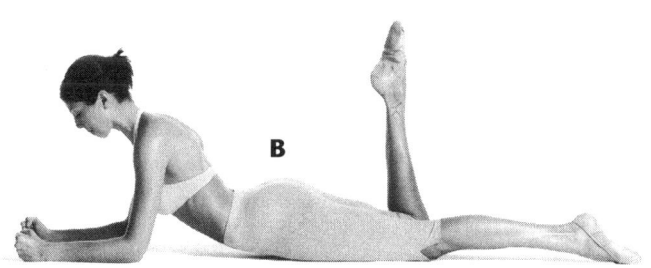

B

Zwei-Bein-Treten

Fortgeschrittene

Das Zwei-Bein-Treten trainiert die Rückseite von Beinen und Gesäß und dehnt Schultern und mittleren Rücken

1 Legen Sie sich auf den Bauch, das Gesicht seitlich auf dem Boden. Die Hände auf dem Rücken verschränken und so weit wie möglich nach oben legen, aber so, dass die Schultern und Ellbogen immer noch die Matte berühren und die Handposition nicht unbequem ist.

2 Das Gesäß und die inneren Oberschenkel zusammenpressen und einatmend mit beiden Fersen wie mit dem Schwanz einer Nixe dreimal auf das Gesäß klopfen.

3 Ausatmen, die Beine wieder zurück auf die Matte legen und die Arme nach hinten ausstrecken und dabei den Oberkörper nach hinten hochbringen.

4 Versuchen Sie die gefalteten Hände auf dem Rücken abwechselnd höher und tiefer zu ziehen, dabei die Schulterblätter zusammenbringen und die Wirbelsäule verlängern. Die Beine und die Fußrücken werden weiterhin in die Matte gepresst.

5 Ausatmen und mit dem Oberkörper auf die Matte zurückkommen, dann das Gesicht zur anderen Seite drehen und die Hände und Fersen wieder in die Kick-Position bringen.

6 Stellen Sie sich vor, Ihre Hände und Füße sind mit einem Band verbunden, das vor- und zurückgezogen wird.

7 Die Übung dreimal wiederholen und dann auf die Fersen setzen und den unteren Rücken entspannen. Anschließend auf den Rücken drehen, die Hände hinter den Kopf legen und die Füße auf der Matte ausstrecken zur Vorbereitung für das *Nacken-Heben* (S. 98).

! *Wenn Sie Schmerzen in Schultern oder Rücken haben, sollten Sie diese Übung auslassen.*

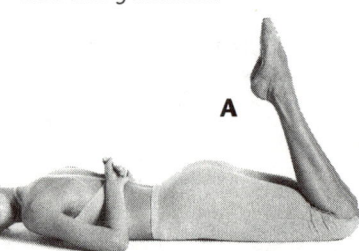

A

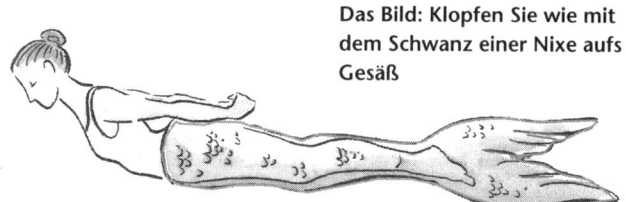

Das Bild: Klopfen Sie wie mit dem Schwanz einer Nixe aufs Gesäß

Ziel Versuchen Sie, mit den Fersen beim Treten das Gesäß zu erreichen. Pressen Sie die Ellbogen in die Matte und schieben Sie die Hände so weit nach oben wie möglich. Versuchen Sie bei der Rückendehnung die Beine zusammen und die Füße auf dem Boden zu lassen.

Wichtig Achten Sie darauf, dass Sie die Arme bei der Dehnung so weit wie möglich strecken. Stellen Sie sich vor, Sie schieben die Hände bis über das Gesäß hinaus.
• Bei der Rückendehnung versuchen Sie, die Fußrücken fest in die Matte zu pressen und durchgehend die Gesäß- und Schenkelmuskulatur anzuspannen.
• Der Bauchnabel wird bis zur Wirbelsäule hochgezogen, um den unteren Rücken zu unterstützen.
• Wenn Sie Schmerzen im Rücken verspüren, sofort aufhören!
Auf die Fersen zurücksetzen, die Arme ausstrecken und den oberen und unteren Rücken entspannen.

Vorsicht Der Kopf darf nicht auf die Schulter sinken.
Machen Sie den Hals lang, indem Sie die Schädeldecke nach vorn und oben strecken, die Brust bleibt erhoben.
• Das Gesäß darf sich nicht vom Boden heben, wenn Sie es mit den Fersen treten.

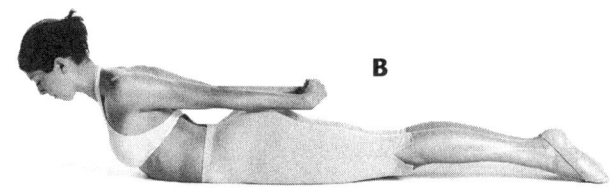

B

Nackenheben

Fortgeschrittene

**Das Nackenheben stärkt das Powerhouse,
dehnt die Kniesehnen,
kräftigt die Wirbelsäule
und verbessert die Haltung**

1 Legen Sie sich auf den Rücken,
die Hände liegen aufeinander
unter dem Kopf am Kopfansatz.

2 Strecken Sie die Beine hüftbreit
geöffnet gerade auf der Matte
aus. Die Zehen zeigen zum Kopf,
die Fersen kleben an der Matte.
Achten Sie darauf, dass der Rücken flach ist und der Nabel zur
Wirbelsäule gepresst wird.

3 Einatmen und nach vorn und
oben rollen, das Gesäß anspannen, um das Aufrollen einzuleiten. Erinnern Sie sich an die Sequenz beim Aufrollen: Das Kinn
zur Brust, die Brust über die Rippen, die Rippen über den
Bauch, und dann versuchen Sie,
den Bauch hoch und über die
Hüften zu heben. Denken Sie
daran, dass Sie sich aus der
Matte schälen und dann nach
vorne hochrollen.

A

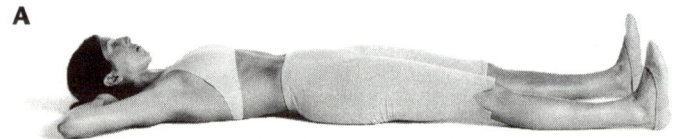

Das Bild: Ihre Beine werden mit Riemen am Boden gehalten

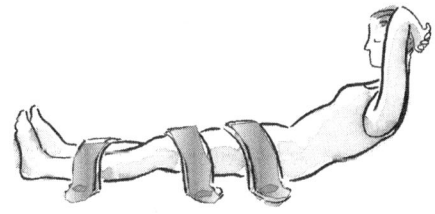

4 Stellen Sie sich vor, die Füße sind zwei Bleigewichte, die sich nicht bewegen lassen. Die Beine werden mit Riemen am Boden gehalten.

5 Ausatmen, während Sie sich über Ihre Schenkel beugen, als würden Sie sich verneigen. Die Ellbogen bleiben weit auseinander und die Beine sind fest mit dem Boden verankert.

6 Mit der Einatmung ziehen Sie sich nach oben in eine aufrechte Sitzposition, als würden Sie den Rücken in eine Wand hinter sich pressen. Aber nach oben strecken, nicht nach hinten.

7 Ausatmen, das Steißbein unter dem Gesäß festklemmen und die Wirbelsäule langsam zur Matte zurückrollen. Stellen Sie sich vor, Sie spüren beim Ausdehnen auf der Matte jeden einzelnen Wirbel, als würden Sie zwischen jedem einzelnen Wirbel Platz lassen.

8 Wiederholen Sie das Nackenheben fünfmal, dann legen Sie sich auf den Rücken und ziehen die Knie zur Brust zur Vorbereitung für *Die Schere* (S. 102).

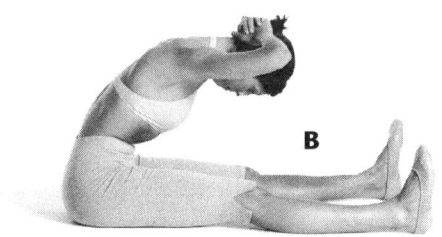

B

! *Achtung: Wenn Sie noch nicht fortgeschritten sind oder einen schwachen Rücken haben, sollten Sie die folgenden fünf Übungen auslassen.*
Beenden Sie das Nackenheben, indem Sie sich auf die Seite legen, dann machen Sie weiter mit der seitlichen Tretfolge auf Seite 114 ...

Ziel Die Beine kleben die ganze Zeit an der Matte, lassen Sie sie nicht nach vorne oder nach hinten rutschen.

Wichtig Sie sollen den Unterkörper während der Übung vollkommen ruhig halten.
  • Die Ellbogen sind die ganze Zeit zur Seite gestreckt.
  • Die Bewegung beginnt tief in der Bauchmuskulatur, beanspruchen Sie das Powerhouse kräftig.
  • Kräftigen Sie die Wirbelsäule, während Sie sich von der Matte schälen und pressen Sie beim Abrollen jeden einzelnen Wirbel in die Matte.

Vorsicht Ziehen Sie den Kopf nicht nach vorne, das belastet die Muskeln im Nacken zu sehr.

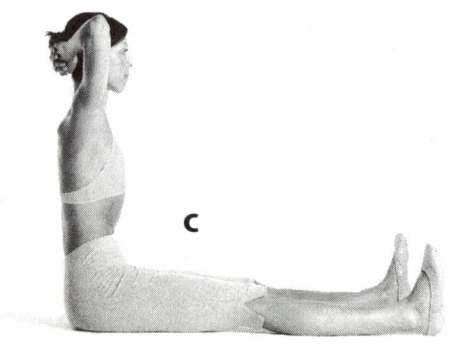

c

Abwandlung Wenn Sie nicht mit ausgestreckten Beinen nach oben kommen, beugen Sie die Knie und »gehen« dann mit den Händen auf der Unterseite der Schenkel nach oben.

Nach vorne dehnen, die Beine ausstrecken und die Hände hinter den Kopf legen. In die aufrechte Position hochrollen und dann die Knie wieder beugen, die Hände auf die Unterseite der Schenkel legen und langsam abrollen, dabei jeden einzelnen Wirbel in die Matte pressen.

Steigerung In der fortgeschrittenen Variation versuchen Sie den Oberkörper steif und beim Abrollen ganz lang zu machen. Trotzdem spüren Sie noch jeden Wirbel.

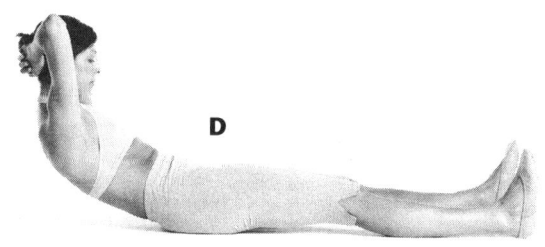

Die Schere

Fortgeschrittene/Könner

Die Schere dehnt Hüftbeuger, Schenkelmuskulatur und Kniesehnen, stärkt das Powerhouse und erhöht die Beweglichkeit der Wirbelsäule

1 Legen Sie sich flach auf die Matte, die Beine sind ausgestreckt und lang.

2 Dann bringen Sie die Beine in einem 90°-Winkel hoch und gehen immer höher, indem Sie die Hüften und Beine zur Decke hoch strecken.

3 Legen Sie die Hände knapp über den Hüften auf den Rücken, sodass Sie in dieser aufrechten Stellung Halt haben.

4 Dann ziehen Sie den Nabel zur Wirbelsäule, zur Stabilisierung pressen Sie die Gesäßhälften zusammen.

5 Einatmen und ein Bein in Richtung Matte strecken, während das andere in einer schrittähnlichen Bewegung über den Kopf gestreckt wird.

6 Die Beine werden mit Schwung bewegt, aber die Basis darf dabei nicht wackeln.

7 Bewegen Sie die Beine wie eine Schere hin und her. Atmen Sie aus, wenn das Bein der Gegenseite über den Kopf gebracht wird.

8 Die Übung dreimal durchführen und dann in der angehobenen Stellung bleiben für *Das Fahrrad* (S. 104).

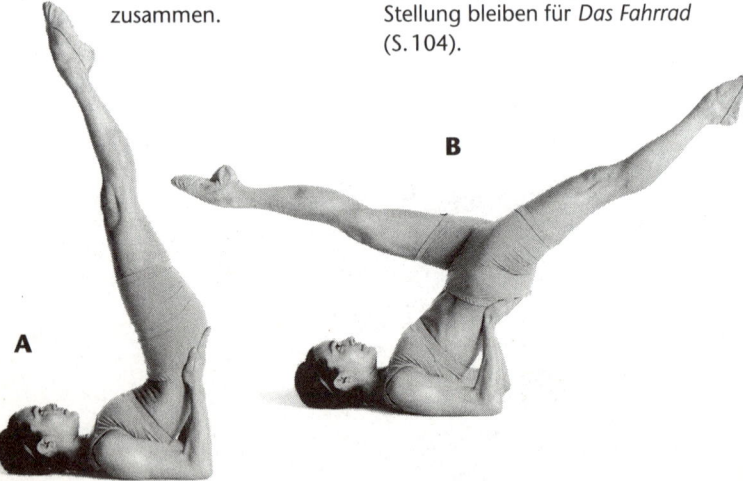

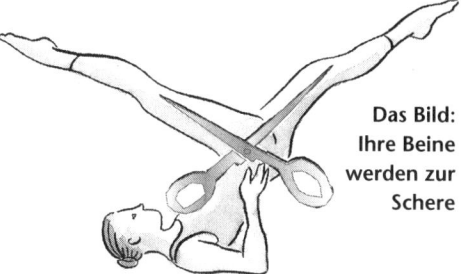

! *Die Schere und das Fahrrad sollten Sie auslassen, wenn Sie unter Schmerzen in Nacken, Schultern oder Handgelenken leiden.*

Das Bild: Ihre Beine werden zur Schere

Ziel Die Hüften bleiben stabil und kontrolliert, während die Beine wie eine Schere aneinander vorbeischwingen.

Wichtig Versuchen Sie, die Hüften ganz weit oben zu lassen.
- Holen Sie den Schwung und die Kraft für diese Bewegung aus dem Gesäß und der Bauchmuskulatur.
- Um die Dehnung zu erhöhen, stellen Sie sich vor, dass sich die Knöchel beim Auseinanderschwingen so weit wie möglich voneinander entfernen.
- Konzentrieren Sie sich darauf, das vordere Bein so weit wie möglich von Ihnen weg zu bewegen, also weit über den Kopf hinaus, damit Sie nicht auf Nacken und Schultern heruntersinken.
- Atmen!

Vorsicht Das Körpergewicht darf nicht allein auf Nacken und/oder Händen ruhen.
- Die Knie sollten in der Bewegung nicht gebeugt werden.
Nur so weit dehnen, wie es mit ausgestreckten Beinen möglich ist.

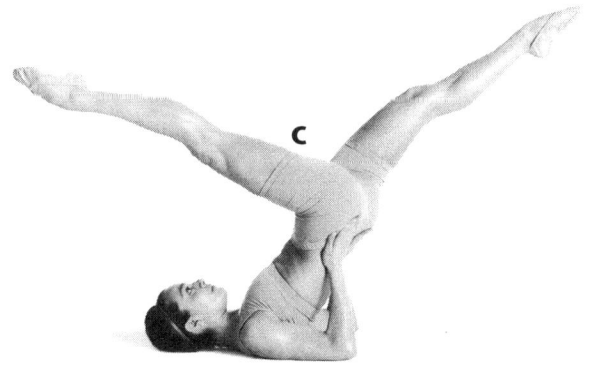

C

Das Fahrrad

Fortgeschrittene Könner

Das Fahrrad trainiert die Rückseite der Beine und dehnt gleichzeitig Hüften und Schenkel

1 Bleiben Sie in der erhobenen Stellung der Schere, und korrigieren Sie die Hände, damit die Hüften stabil bleiben.

2 Strecken Sie das linke Bein hoch zur Decke, während Sie das rechte Bein nach unten zur Matte hin dehnen.

3 Dann beugen Sie das rechte Knie und ziehen die Ferse in Richtung Gesäß.

4 Während Sie das rechte Knie zur Brust bringen, dehnt sich das linke Bein in Richtung Matte.

5 Wiederholen Sie die Sequenz mit Ihrem linken Bein, dann »fahren« Sie drei Runden Fahrrad.

6 Stellen Sie sich vor, Ihre Füße stehen auf den Pedalen eines großen Fahrrads.

7 Nach drei Runden vorwärts kehren Sie die Bewegung um und »fahren« drei Runden rückwärts.

8 Anschließend lassen Sie Ihren Rücken auf die Matte rollen und stellen die Fußsohlen flach vor sich auf den Boden zur Vorbereitung für die *Schulterbrücke* (S. 106).

! *Achtung: Der fortgeschrittene Übergang zur Schulterbrücke besteht darin, die Fußsohlen aus der erhobenen Stellung des Fahrrads heraus langsam auf die Matte zu senken. Danach verändern Sie die Position der Hände und drehen sie zur Außenseite, um die Unterseite der Hüftknochen zu greifen.*

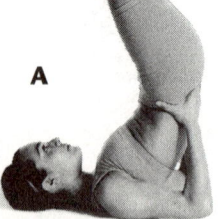

A

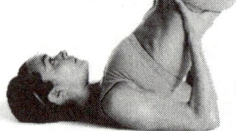

B

Das Bild:
Sie fahren Fahrrad in der Luft

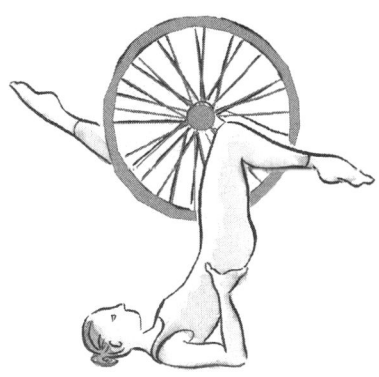

Ziel Versuchen Sie, während dieser Tretübung in den Hüften vollkommen ruhig und aufrecht zu bleiben.
• Die Betonung liegt auf der Vorwärtsbewegung; beim Rückwärtstreten versuchen Sie den Fuß so weit wie möglich in Richtung Fußboden zu strecken.

Wichtig Der Bauchnabel bleibt durchgehend zur Wirbelsäule gepresst.
• Stellen Sie sich vor, Sie kleben an Ihren Händen.
• Kontrollieren Sie die Bewegungen mit Ihrem Powerhouse.

Vorsicht Nicht auf die Handgelenke sinken.
• Den unteren Rücken nicht so weit beugen, dass Ihr Bauch nach oben zeigt.

❗ *Wenn Sie unter Schmerzen an Rücken, Nacken, Handgelenken oder Schultern leiden, sollten Sie diese Übung auslassen.*

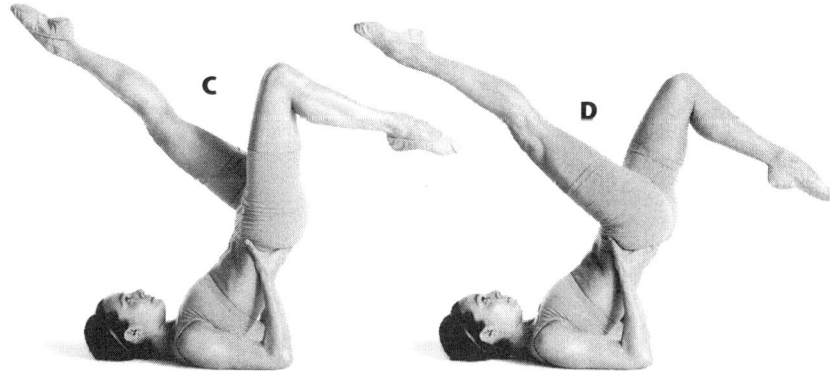

Schulterbrücke

Fortgeschrittene/Könner

Die Schulterbrücke trainiert das Powerhouse, die Oberschenkel und die Rückseite der Beine

1 Legen Sie sich mit angewinkelten Knien auf den Rücken. Die Beine sind hüftbreit geöffnet, die Fußsohlen stehen fest auf der Matte.

2 Pressen Sie das Gesäß von der Matte weg nach oben und heben Sie die Hüften an, bis Sie jeweils eine Hand unter den Hüften platzieren können. Die Ellbogen stehen direkt unter den Händen und die Finger zeigen nach außen. Stellen Sie sich vor, Sie hängen mit den Hüften in einem breiten Gürtel an der Decke.

3 Den Bauchnabel tief zur Wirbelsäule hin ziehen und die Muskeln im Powerhouse anspannen.

4 Dann ein Bein nach oben strecken und zur Decke treten, dabei einatmen.

5 Den Fuß zum höchsten Punkt hin strecken und mit der Ausatmung das Bein senken und dabei weit aus den Hüften heraus strecken.

6 Drei- bis fünfmal kicken und dann den Fuß wieder in die Ausgangsposition auf die Matte stellen.

7 Die Sequenz mit dem anderen Bein wiederholen, dann die Hände wegnehmen und den Rücken langsam auf die Matte abrollen. Die Knie zur Brust hinziehen, damit sich der untere Rücken entspannen kann, dann aufrecht hinsetzen und die Beine ausstrecken als Vorbereitung für die *Drehung der Wirbelsäule* (S. 108).

A

B

! *Wenn Sie Schmerzen an Rücken, Handgelenken,*
Knien oder Ellbogen haben, lassen Sie diese
Übung aus.

Das Bild:
Sie hängen in
einem Gürtel an
der Decke

Ziel Die Hüften sollten während dieser
Übung vollkommen ruhig und immer oben
bleiben.

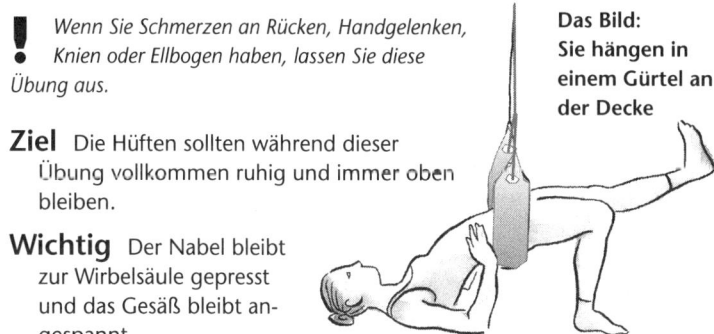

Wichtig Der Nabel bleibt
zur Wirbelsäule gepresst
und das Gesäß bleibt an-
gespannt.

• Treten Sie zum höchsten Punkt,
den Sie sich vorstellen können, ohne den Rücken fallen zu
lassen.

• Das Bein beim Heben und Senken aus der Hüfte heraus strecken
(ohne den Rücken zu beugen oder zu senken).

• Die Hüfte bleibt erhoben. Pressen Sie das stehende Bein in den Boden, damit Sie sich besser kontrollieren und ausbalancieren können.

• Das Bein bleibt während des Kickens in einer Linie mit der Hüfte.

Vorsicht Das Gewicht darf nicht in die Hände oder den Nacken
sinken.

• Die Beine dürfen beim Absenken nicht auf die Matte fallen.

Steigerung Kicken Sie zweimal, bevor Sie langsam das Bein
senken.

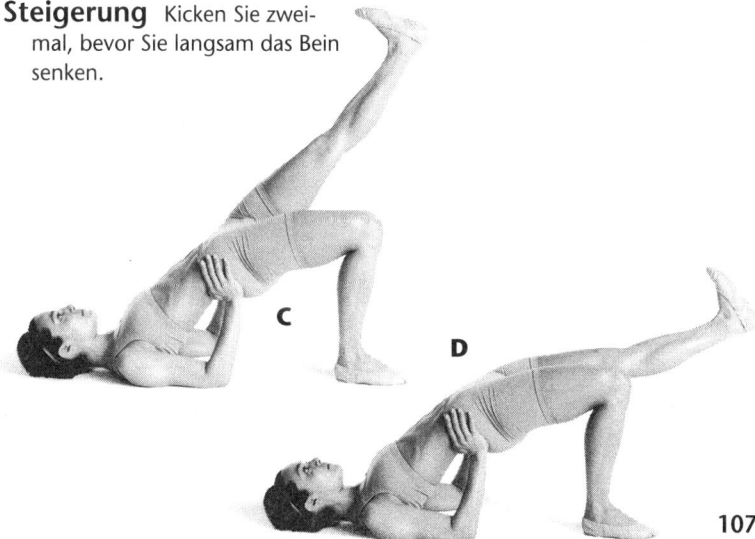

C

D

Drehung der Wirbelsäule

Könner

**Die Drehung der Wirbelsäule ist eine Atemübung,
mit der die verbrauchte Luft
aus den Lungen gepresst
und die Rückenmuskulatur gedehnt wird**

1 Setzen Sie sich aufrecht hin, die Arme strecken sich zu beiden Seiten des Raumes hin, den Scheitel zieht es zur Decke hoch.

2 Die Beine ausstrecken und in der Pilates-Stellung zusammenkleben; die Zehen zeigen zum Kopf, die Fersen pressen sich in die Matte.

3 Einatmen, den Bauchnabel zur Wirbelsäule pressen, als läge ein dicker Gürtel um Ihre Taille.

4 Ausatmen und den Rumpf nach rechts drehen, dabei »thronen« Sie ganz hoch auf Ihren Hüften und pressen Gesäß und Beine eng zusammen.

5 Stellen Sie sich vor, Sie sind ein dünner, im Boden verwurzelter Weinstock, der sich im Winde hin- und herbewegt. Mit der Drehung nach rechts beginnen.

6 Die Dehnung erhöhen, indem Sie die Ausatmung vertiefen und sich in der Brust anheben.

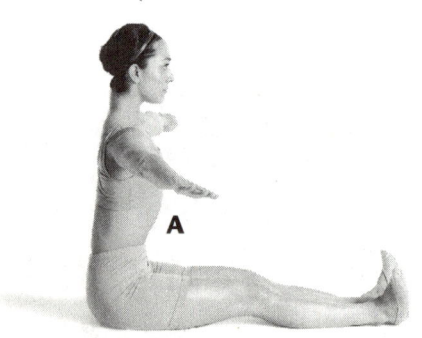

A

**Das Bild: Sie sind
ein Weinstock im Wind**

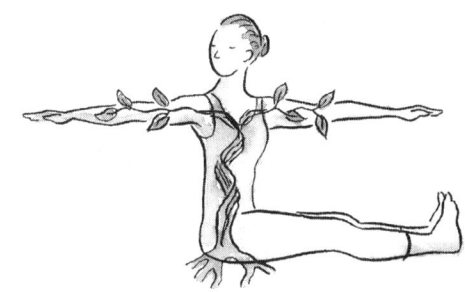

7 Tief einatmen und in die Ausgangsposition zurückkehren. Die Schultern bleiben nach unten gepresst und die Arme ausgestreckt.

8 Die Übung nach links wiederholen und sich vorstellen, Sie wringen die Luft aus Ihrem Körper wie Wasser aus einem nassen Handtuch.

9 Dreimal rechts und links wiederholen und danach auf den Rücken legen, die Arme an den Seiten entlang strecken zur Vorbereitung für *Das Klappmesser* (S. 112).

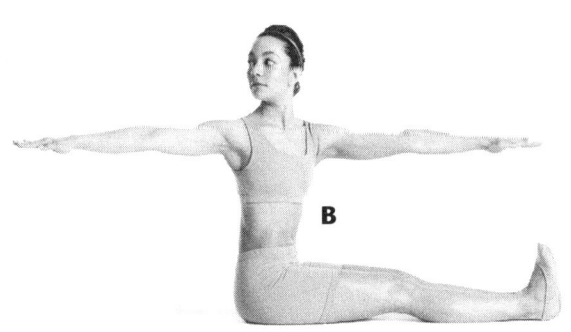

B

Ziel Die verbrauchte Luft wird während der Drehung aus den Lungen gepresst. Die Hüften und die Fersen dürfen sich bei der Übung nicht bewegen.

Wichtig Die Zehen zeigen ständig zum Kopf, die Fersen werden in den Boden gepresst. Die Beine bleiben während der Übung ganz gerade.

• Versuchen Sie, mit der Atmung die Dehnung zu erhöhen, und konzentrieren Sie sich darauf, während der Drehung und zwischen den Drehungen vollkommen gerade und aufrecht zu sitzen.

• Um sicherzugehen, dass Sie sich aus der Taille und nicht aus den Schultern heraus drehen, legen Sie die Hände, eine auf der anderen, hinter den Kopf und wiederholen Sie die Übung. Denken Sie daran, sich in der Brust zu strecken.

• Pressen Sie das Gesäß und die inneren Oberschenkel fest zusammen.

• Achten Sie darauf, die Lungen mit frischer Luft zu füllen, wenn Sie zurück zur Mitte gehen. Hals und Wirbelsäule lang machen, indem Sie die Schädeldecke nach oben strecken.

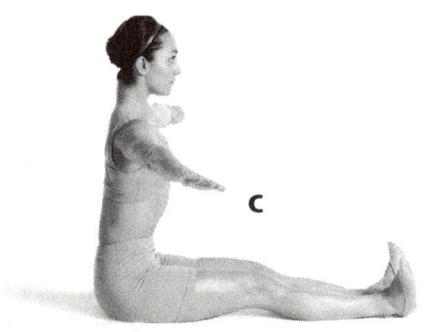

Achtung Bei der Drehung achten Sie darauf, dass der Rücken nicht einsinkt. Die Taille ist aufgerichtet, und die Brust bleibt erhoben.
• Der Kopf folgt der Drehung der Wirbelsäule ganz natürlich. Zwingen Sie den Kopf nicht über einen Punkt hinaus, der unangenehm wird.

Variation Bei der Drehung von Seite zu Seite können Sie mit etwas Schwung arbeiten, um die Luft aus den Lungen zu pressen, oder versuchen Sie es mit einer langen Ausatmung während der Drehung.

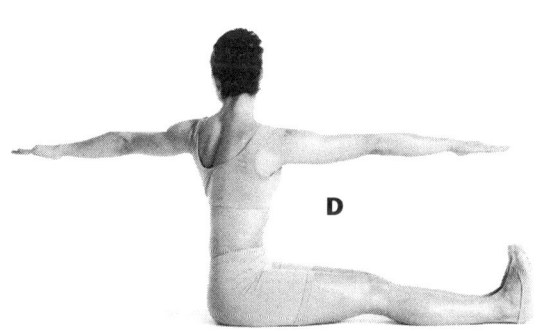

D

Das Klappmesser

Könner

Das Klappmesser stärkt das Powerhouse und die Arme und dehnt die Muskulatur in Rücken, Nacken und Schultern

1 Legen Sie sich auf den Rücken, die Arme sind ausgestreckt, die Beine liegen in der Pilates-Stellung auf der Matte.

2 Einatmen und als Einleitung für das Klappmesser den Bauchnabel in die Wirbelsäule pressen.

3 Das Gesäß und die Rückseiten der Oberschenkel zusammenpressen, die Beine heben und über den Kopf bringen, indem Sie sie von der Rückseite der Hüften und mit Hilfe des Powerhouses anheben. Aufhören, wenn Sie die Rückseite der Schultern erreichen.

4 Aus dieser Position drücken Sie die Rückseiten der Arme fest auf die Matte, pressen das Gesäß noch enger zusammen, schieben die Hüften nach oben und heben die Beine gerade hoch.

5 Das Gewicht bleibt auf der Rückseite der Schultern, die Füße sind in Linie mit der Nase.

6 Mit der Ausatmung rollen Sie die Wirbelsäule langsam zurück auf die Matte. Versuchen Sie, die Hüften und Füße so lange wie möglich in der Luft schweben zu lassen.

7 Stellen Sie sich vor, Ihre Füße sind an Federn aufgehängt.

8 Wenn der Rücken wieder flach auf dem Boden liegt, die Beine ausstrecken und die Übung wiederholen. Einatmen beim Anheben der Beine und Hüften und ausatmen beim Abrollen.

9 Dreimal wiederholen und danach die Knie auf die Brust ziehen. Dann ausstrecken und auf die Seite rollen zur Vorbereitung für *Die seitliche Tretfolge* (S. 114).

B

A

Das Bild: Sie öffnen und schließen sich wie ein Klappmesser

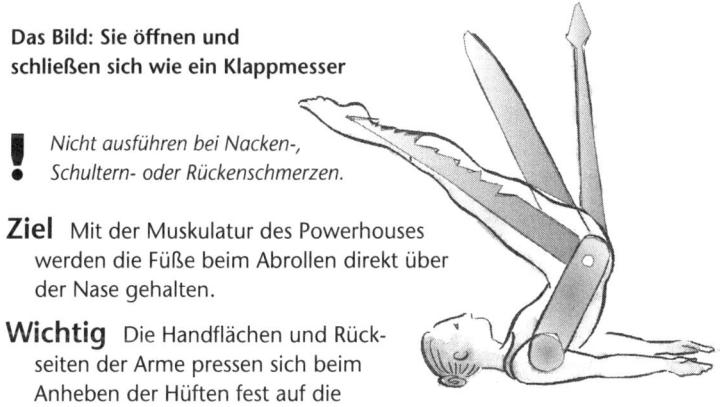

❗● *Nicht ausführen bei Nacken-, Schultern- oder Rückenschmerzen.*

Ziel Mit der Muskulatur des Powerhouses werden die Füße beim Abrollen direkt über der Nase gehalten.

Wichtig Die Handflächen und Rückseiten der Arme pressen sich beim Anheben der Hüften fest auf die Matte.

• Beim Abrollen auf die Matte rutschen die Handflächen nach vorne, um den Rumpf zu stabilisieren und die Muskeln in Nacken und Schultern zu entspannen.

• Der Nabel wird tief zur Wirbelsäule gezogen, mit der Ausatmung pressen Sie sich tiefer in die Matte.

• Die Beine sind während der Übung leicht nach außen gedreht, um Hüften und Gesäß voll zu beanspruchen.

Vorsicht Nicht auf den Nacken rollen. Lassen Sie das Körpergewicht auf der Rückseite der Schultern ruhen.

• Die Beine dürfen sich nicht öffnen. Die inneren Oberschenkel und das Gesäß werden durchgehend zusammengepresst, um den unteren Rücken zu stützen.

Steigerung Wenn Sie können, müssen Sie die Beine vor dem Öffnen nicht jedes Mal erst über den Kopf bringen. Versuchen Sie, die Winkel der Bewegung zu verkleinern, damit die Übung in sich flüssiger wird.

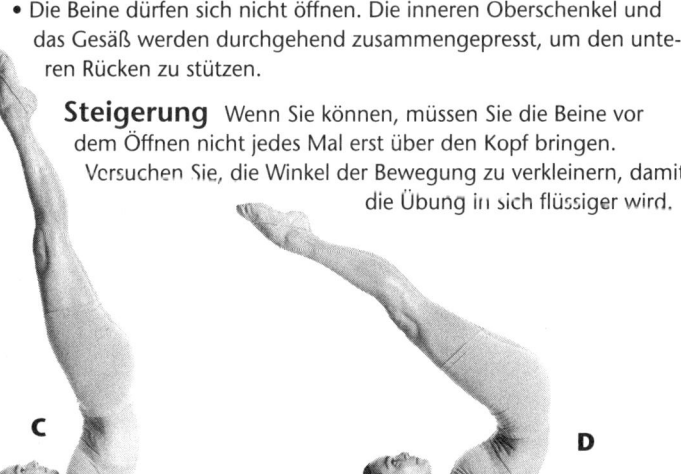

C

D

Die seitliche Tretfolge

Die seitliche Tretfolge kräftigt die inneren und äußeren Schenkel und fördert Kraft und Mobilität der Hüftgelenke. Sie besteht aus folgenden Passagen: Vorne/hinten; Oben/unten; Kleine Kreise; Seitlich Passé; Heben des inneren Schenkels; Das Fahrrad; Grande Ronde de Jambe; Fersentrommeln (Übergang)

Die Körperposition für die seitliche Tretfolge bleibt während aller Übungen gleich. Mit Ausnahme des Hebens der inneren Schenkel (S. 124) sollten Sie in einer der Positionen des Oberkörpers bleiben, die Sie rechts sehen. (Wenn Ihr Nacken oder Ihre Schultern in dieser Stellung schmerzen, lesen Sie sich die Abwandlung durch.)

Körperstellung

1 Legen Sie sich auf die Seite, Ellbogen, Schultern, mittlerer Rücken und Gesäß bilden eine Linie.

2 Die Beine werden in einem 45°-Winkel vor dem Körper abgelegt. Anfangs sollten Sie diese Position immer wieder korrigieren, bis Sie spüren, dass Sie sie stabil halten können. Stellen Sie sich »Schulter über Schulter, Hüfte über Hüfte« vor.

3 Halten Sie das Gewicht, indem Sie die vordere Handfläche auf den Boden pressen, und stellen Sie sich während der gesamten Folge vor, Sie balancieren eine Tasse Kaffee auf Ihren Schultern. (In der fortgeschrittenen Stellung visualisieren Sie, Ihr Ellbogen sei an der Decke befestigt.)

4 Verlängern Sie den Nacken, indem Sie die Schädeldecke von den Schultern wegdrücken.

5 Die Füße werden in der Pilates-Stellung mit leicht nach außen gedrehten Hüften und Schenkeln gehalten. (Das entspannt Ihren Quadrizeps und beansprucht Hüfte und Gesäß stärker.)

6 Ihr oberer Fuß sollte lang und in einer Linie mit den Hüften sein. (Als Variation können Sie die Zehen zum Gesicht hin dehnen oder den Fuß ausstrecken. Konzentrieren Sie sich aber nicht zu sehr auf das untere Bein, denn diese Übungen beginnen in den Hüften und im Powerhouse.)

Ziel Das Ziel dieser Folge ist es, langsam den Bewegungsgrad zu erhöhen; versuchen Sie also nicht, große Bewegungen auf Kosten der Kontrolle auszuführen. Wenn Sie hin- und herschaukeln, nur um richtig fest treten zu können, opfern Sie die Reinheit und Wirkung der Bewegung.

Wichtig Das Wichtigste an der seitlichen Tretfolge ist, den Oberkörper während der Übungen so ruhig wie möglich zu halten.
  • Denken Sie daran, dass Sie Ihren Rumpf mit dem Powerhouse stabil halten können.
  • Anfangs ist es am besten, die vordere Hand durchgehend in die Matte zu pressen (siehe Anfängerhaltung unten).
  • Das Gewicht wird auf die untere Hüfte gepresst, sodass Sie nicht nach vorne und nach hinten schaukeln.
  • Wenn Ihre Hüfte bei manchen Bewegungen hüpft, sollten Sie die Beinposition überprüfen und das Gesäß zur Kontrolle anspannen.

Vorsicht Während der Folge nicht in den Schultern einsinken.

Abwandlung Wenn Ihr Nacken müde wird oder schmerzt, legen Sie einfach Ihren Kopf auf den Arm. (Sie können auch ein zusammengerolltes Handtuch oder ein kleines Kissen zwischen Nacken und unterem Arm legen, damit die Wirbelsäule in dieser Stellung gehalten wird.)

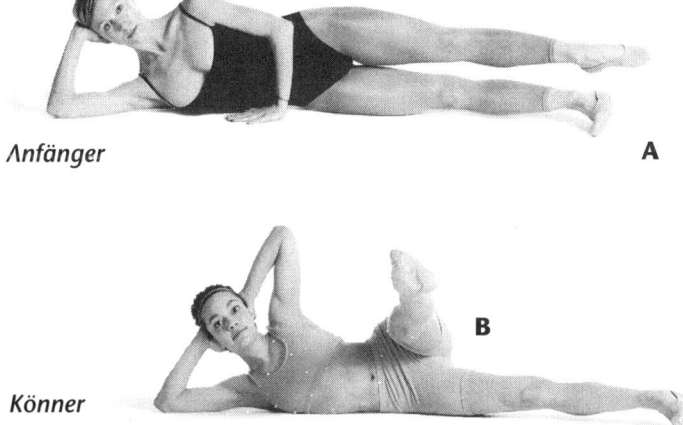

Anfänger **A**

Könner **B**

Vorne/hinten

Fortgeschrittene

Die Tritte nach hinten/vorne stärken die Rückseiten von Hüften und Gesäß, dehnen die Oberschenkelstrecker und verbessern das Gleichgewicht

1 Nehmen Sie die Stellung für die seitliche Tretfolge auf S.114 ein.

2 Heben Sie das obere Bein auf Hüfthöhe und drehen Sie es dann ganz leicht aus der Hüfte heraus, um den Schenkel zu entlasten.

3 Einatmen, den Bauchnabel zur Wirbelsäule pressen.

4 Das Bein nach vorne schwingen und zweimal so weit wie möglich nach vorne kicken (wie zwei kleine Tritte), ohne dass Sie in den Hüften schaukeln oder dass es in der Taille knackt.

5 Beim Zurückschwingen ausatmen und zur Rückwand des Raumes kicken.

6 Stellen Sie sich vor, Tassen mit Kaffee stehen auf Ihrer Schulter und dürfen nicht umfallen.

7 Nicht mehr als zehnmal wiederholen und dann die Fersen wieder zusammenbringen für die Tritte nach *Oben/unten* (S.118).

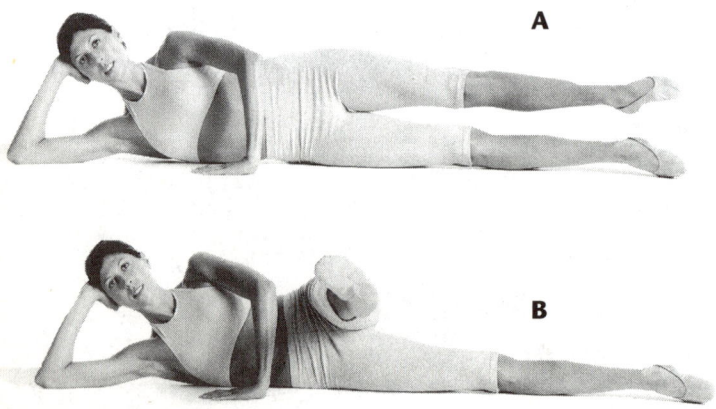

A

B

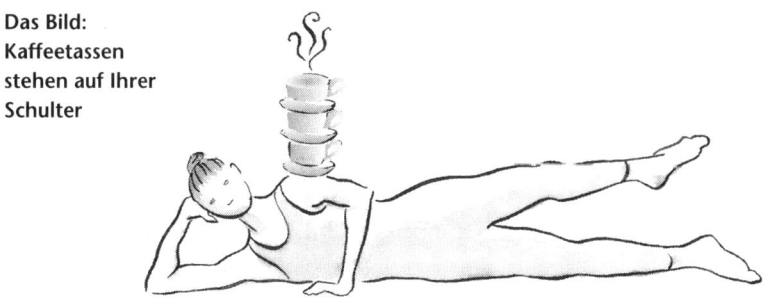

Das Bild: Kaffeetassen stehen auf Ihrer Schulter

Ziel Der Rumpf sollte so lang und so stabil wie möglich bleiben, während Sie die Beine nach vorne und nach hinten schwingen.

Wichtig Achten Sie darauf, dass die Beine lang und gerade sind und die Muskulatur nicht verkrampft.
- Stabilisieren Sie Ihren Rumpf mit dem Powerhouse.

Vorsicht Die Hüften und Schultern dürfen bei der Bewegung nicht nach vorne oder hinten schaukeln.
- Das Bein sollte nicht ganz gebeugt werden, sonst verlieren Sie den Halt in den Hüften.
- Während der Übung dürfen Bein und Fuß nicht unter Hüfthöhe fallen.

Steigerung Fangen Sie mit kleinen Tritten nach vorne und hinten an, steigern Sie allmählich den Bewegungsgrad, ohne dabei zu schwanken.

C

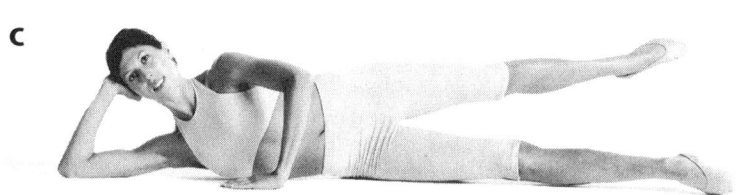

Oben/unten

Anfänger

Die Tritte nach oben/unten kräftigen Hüften, Gesäß und die äußeren Schenkel und dehnen die inneren Oberschenkelmuskeln

1 Nehmen Sie die Stellung für die seitliche Tretfolge ein. Das Bein wird leicht nach außen gedreht, um den Quadrizeps zu entlasten.

2 Einatmen und das linke Bein gerade zur Decke hochheben.

3 Ausatmen und beim Senken das Bein weit aus der Hüfte heraus dehnen und der Schwerkraft widerstehen.

4 Stellen Sie sich vor, Ihr Knöchel ist an einer Feder über Ihrem Kopf an der Wand befestigt, kontrollieren Sie die Bewegung mit Ihrem Powerhouse.

5 Machen Sie die Übung fünfmal, lassen Sie die Fersen danach in der Pilates-Stellung ruhen zur Vorbereitung für die *Kleinen Kreise* (S. 120).

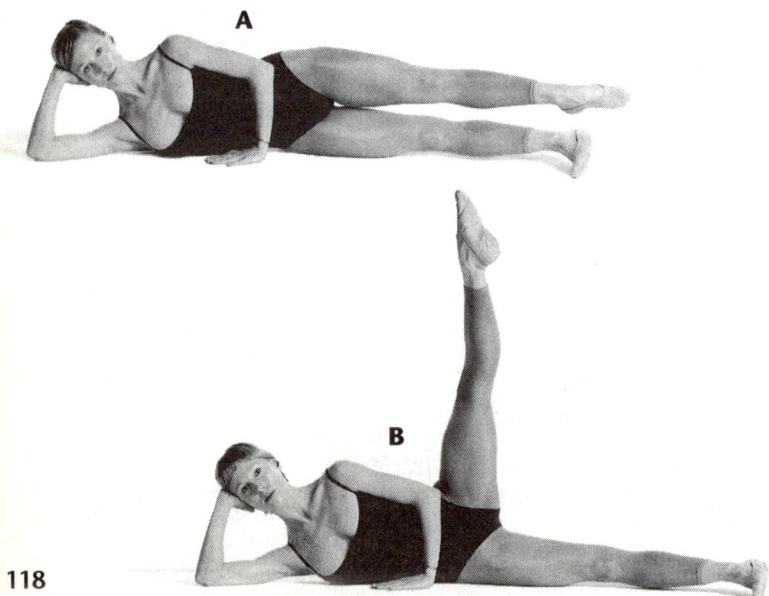

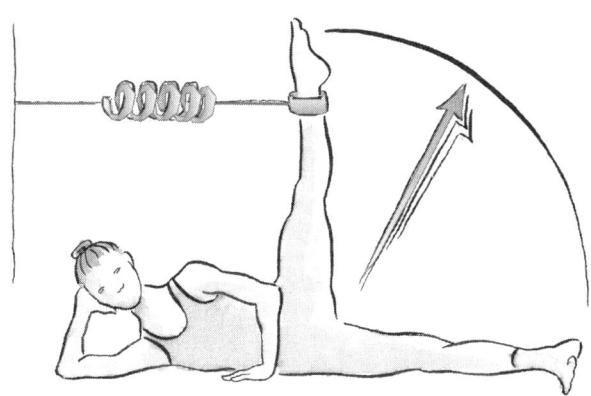

Das Bild:
Eine Feder
zieht Ihr
Bein zur
Wand

Ziel Achten Sie darauf, dass der Rumpf lang und angehoben bleibt, während Sie das Bein nach oben kicken und nach unten senken.

Wichtig Das Bein dreht sich bei dieser Bewegung gerne nach innen, drehen Sie die Hüften und Schenkel während der ganzen Übung leicht nach außen.
• Heben Sie das Bein nur so hoch, dass es noch gerade bleibt.
• Denken Sie daran, das Bein beim Senken aus der Hüfte heraus zu strecken, als würden Sie es von Ihrem Rumpf wegpressen.
• Stellen Sie sich vor, Sie schieben mit Ihrem Fuß ein Pfennigstück an der Wand hoch und pressen es beim Senken in die Wand.
• Der Oberkörper bleibt angehoben, indem Sie die Schädeldecke von den Hüften wegdrücken.

Vorsicht Achten Sie darauf, nicht in der Taille oder in den Schultern einzusinken, wenn Sie das Bein zur Decke heben.

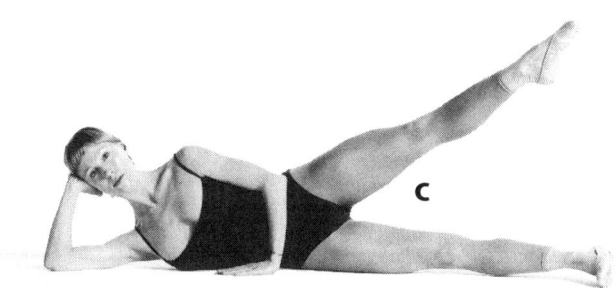

C

119

Kleine Kreise

Anfänger

Die kleinen Kreise kräftigen die Rückseiten von Hüften, Gesäß und Schenkeln

1 Legen Sie sich in die Stellung für die seitliche Tretfolge.

2 Heben Sie die obere Ferse leicht von der unteren Ferse, und kreisen Sie das Bein dann von der Hüfte aus in kleinen, aber kraftvollen Bewegungen.

3 Stellen Sie sich vor, das Bein kreist innerhalb eines kleinen Reifens.

4 Machen Sie zuerst fünf Kreise nach vorne und dann fünf Kreise nach hinten, danach lassen Sie die Fersen in der Pilates-Stellung aufeinander liegen.

A

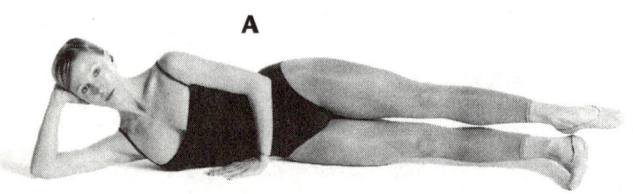

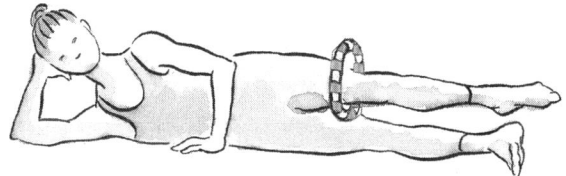

Das Bild:
Ihr Bein kreist
in einem
kleinen Reifen

Ziel Der Rumpf bleibt vollkommen ruhig und angehoben, während Sie mit dem Bein kreisen.

Wichtig Die Kreise werden aus dem Hüftgelenk und dem Oberschenkel ausgeführt; das Bein bleibt ganz gerade.
• Strecken Sie das Bein aus der Hüfte heraus, als wollten Sie mit Ihrem Fuß einen Pfennig in die Wand drücken.
• Das Gesäß wird angespannt, um besseren Halt zu finden.
• Mit Ihrem Powerhouse können Sie für Stabilität im Rumpf sorgen, damit Sie nicht nach vorne und hinten schaukeln.

Vorsicht Knie, Schenkel oder Fuß dürfen bei der Übung nicht nach innen rollen.
• Das Knie darf nicht gebeugt und der Kreis sollte nicht mit dem Unterschenkel ausgeführt werden; bewegen Sie sich von der Hüfte aus.

B

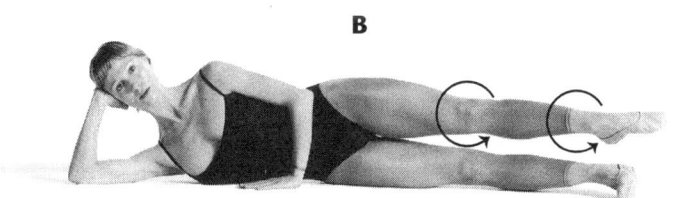

Seitlich Passé

Fortgeschrittene

Diese Übung kräftigt die Hüften und die inneren und äußeren Schenkel

1 Nehmen Sie die Stellung der seitlichen Tretfolge ein, die Ihrem Können angemessen ist.

2 Heben Sie das obere Bein gerade zur Decke hoch. Dann das Knie beugen und den Fuß auf die Innenseite des unteren Schenkels oder direkt davor absetzen. Den Fuß die ganze Beinlänge hinunterrutschen, bis das Bein ausgestreckt ist und dann wieder zur Decke hochheben. Bein und Fuß bleiben lang dabei.

3 Diese Übung drei- bis fünfmal wiederholen und dann die Bewegung umkehren, also den Fuß zum Körper hochziehen,

dann gerade zur Decke heben und der Schwerkraft widerstehen, während Sie das Bein wieder nach unten legen.

4 Stellen Sie sich vor, das Bein ist an einer Feder befestigt, deren Kraft Sie überwinden müssen.

5 Drei- bis fünfmal wiederholen, bei der letzten Wiederholung den Fuß zum Körper hinziehen und vor dem Oberschenkel absetzen zur Vorbereitung für das *Heben des inneren Schenkels* (S. 124).

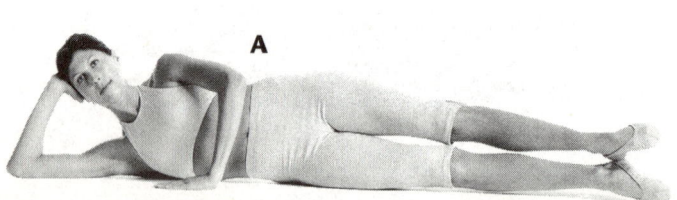

B

A

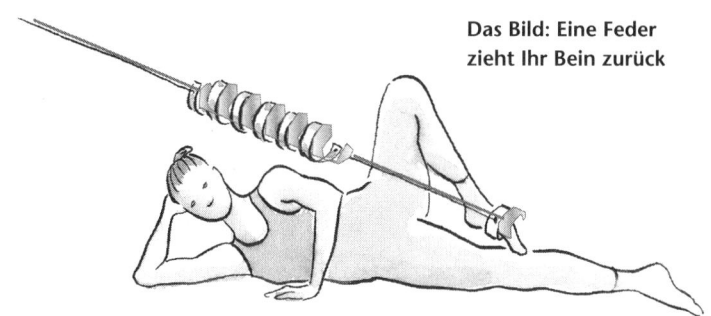

Ziel Der Rumpf sollte während dieser Übung lang und vollkommen ruhig bleiben.

Wichtig Rhythmus! Lassen Sie die Übung flüssig ablaufen, und entwickeln Sie ein Gespür für die Bewegung.
  • Je ruhiger Sie im Rumpf bleiben, desto wirksamer ist die Übung.
  • Die Taille bleibt während der ganzen Übung gestreckt.
  • Strecken Sie das Bein aus der Hüfte, als wollten Sie mit Ihrem Fuß einen Pfennig in die Wand pressen.

Vorsicht Nicht in die Schultern oder Taille einsinken, während Sie das Bein zur Decke strecken.
  • Knie, Schenkel oder Fuß dürfen bei der Übung nicht nach innen rollen.

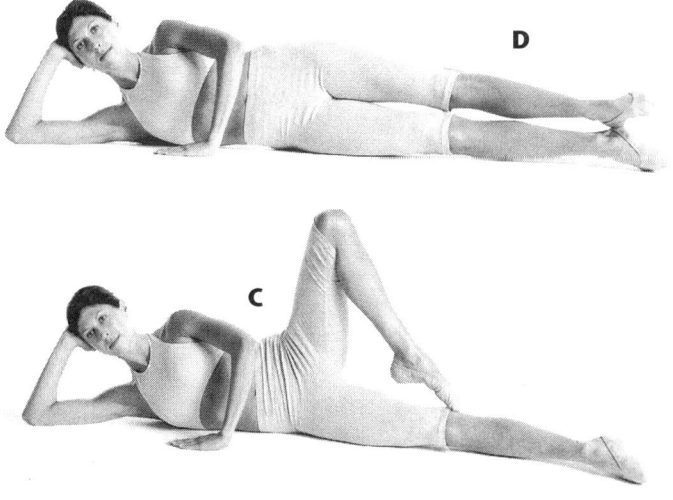

123

Heben des inneren Schenkels

Fortgeschrittene

Das Heben des inneren Schenkels kräftigt die inneren und äußeren Schenkel und dehnt die Rückseite der Hüfte

1 Legen Sie sich auf die rechte Seite, der linke Fuß steht flach auf dem Boden vor Ihrem rechten Bein, die Kniescheibe schaut zur Decke.

2 Legen Sie den Kopf auf Ihren Arm, und halten Sie mit der anderen Hand Ihren Knöchel fest oder pressen Sie die Handfläche auf den Boden vor Ihnen.

3 Strecken Sie dann das untere Bein lang aus den Hüften und heben Sie es vom Boden hoch, die Ferse ist leicht zur Decke gedreht.

4 Stellen Sie sich vor, auf der Innenseite Ihres Knies liegt ein Stapel Bücher, den Sie hochheben müssen.

5 Das Bein anheben und senken, ohne dass es den Boden berührt. Die Betonung liegt auf dem Heben.

6 Fünf- bis zehnmal heben und senken und dann das Bein in der angehobenen Position lassen und zehnmal schnell nach oben kicken. Die Bücher dabei nicht fallen lassen! Sie können in dieser angehobenen Stellung auch fünf Kreise nach vorne und fünf Kreise nach hinten durchführen. Anschließend lassen Sie das gebeugte Bein zum anderen rutschen und gehen in die Pilates-Stellung als Vorbereitung für das *Fahrrad* (S. 126).

A

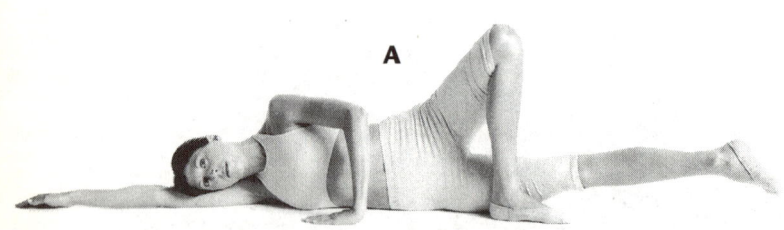

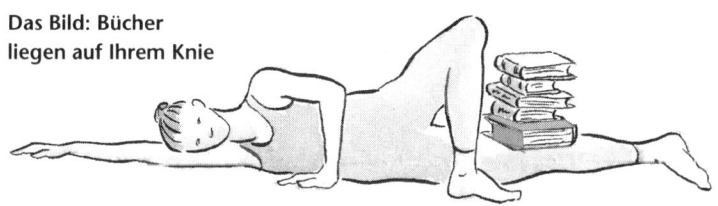

Das Bild: Bücher liegen auf Ihrem Knie

Ziel Der Körper sollte während der Hebebewegung aktiv gestreckt bleiben.

Abwandlung Wenn es Ihnen sehr schwer fällt, das obere Bein in der gebeugten Position zu halten, können Sie das Knie auch vor sich auf die Matte legen.

Wichtig Heben Sie das Bein so weit wie möglich nach oben, das Bein bleibt dabei immer leicht nach außen gedreht.
• Der Oberkörper bleibt lang und ruhig, indem Sie den unteren Arm in die Gegenrichtung dehnen.

Vorsicht Das ausgestreckte Bein bei der Übung nicht beugen.
• Den Quadrizeps nicht verkrampfen.

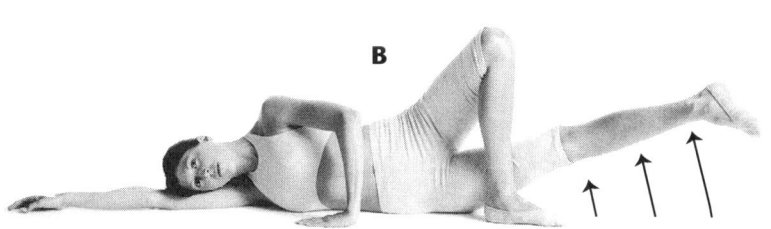

B

Das Fahrrad

Könner

Das Fahrrad dehnt und stärkt Hüften, Gesäß und Oberschenkelstrecker

1 Nehmen Sie die fortgeschrittene Stellung der seitlichen Tretfolge ein.

2 Dann das obere Bein zurückschwingen, als wollten Sie das Pedal eines sehr großen Fahrrads treten. Das Knie wird dabei gebeugt und die Ferse zum Gesäß gebracht, als Dehnung für Hüfte und Knie. Dann das gebeugte Knie über das ausgestreckte Knie hinüberführen und bis zur Schulter hochbringen, dabei aber nicht die Hüften nach vorne fallen lassen. Schließlich strecken Sie das Bein vor sich aus, als würden Sie nach vorne aufs Pedal treten und schwingen dann mit dem gestreckten Bein zurück, um die Bewegung zu wiederholen.

3 Stellen Sie sich bildlich ein sehr großes Fahrrad vor, das sehr schwer zu treten ist, so können Sie die Bewegung am besten kontrollieren und das Beste aus dieser Dehnung machen.

4 Dreimal nach vorne treten und dann dreimal in die umgekehrte Richtung. Am Schluss bringen Sie die Fersen wieder zusammen in die Pilates-Stellung als Vorbereitung für das *Grande Ronde de Jambe* (S. 128).

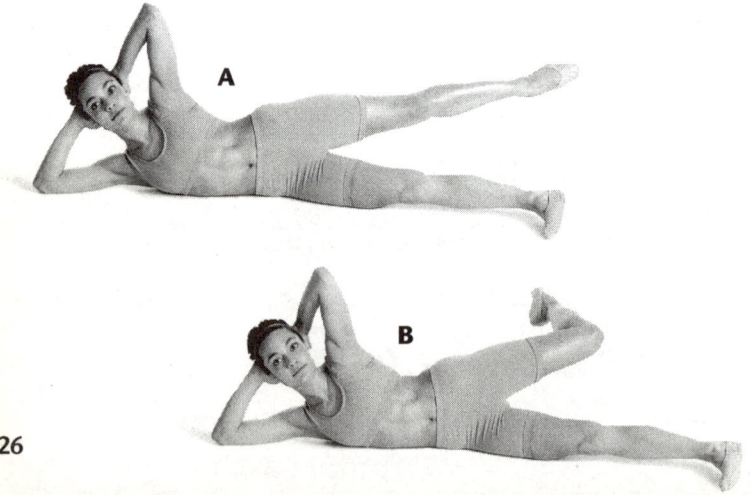

Das Bild:
Sie fahren Fahrrad
im Liegen

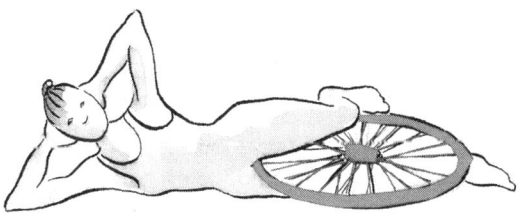

Ziel Der Rumpf sollte während des Tretens nach vorne und hinten immer lang und vollkommen stabil bleiben.

Wichtig Die Taille ist während der Übung ganz lang, vor allem dann, wenn Sie das Bein vor sich ausstrecken.

Nach hinten treten
(Kick nach vorne, Knie beugen, Knie nach hinten, gestrecktes Bein)
• Pressen Sie das Knie so weit zurück wie möglich, bevor Sie das Bein hinten ausstrecken.
• Den Rücken strecken, während Sie das Bein dehnen.

Nach vorne treten
(Bein hinten, Knie beugen, Knie nach vorne, gestrecktes Bein)
• Die Ferse zum Gesäß bringen, bevor Sie das Knie nach vorne ziehen.

Vorsicht Knie, Schenkel oder Fuß dürfen bei der Dehnung nicht nach innen rollen.
• Wenn das Bein nach vorne schwingt, dürfen Sie die Hüfte nicht nach vorne bringen.
• Das Bein darf nicht unter Hüfthöhe fallen.

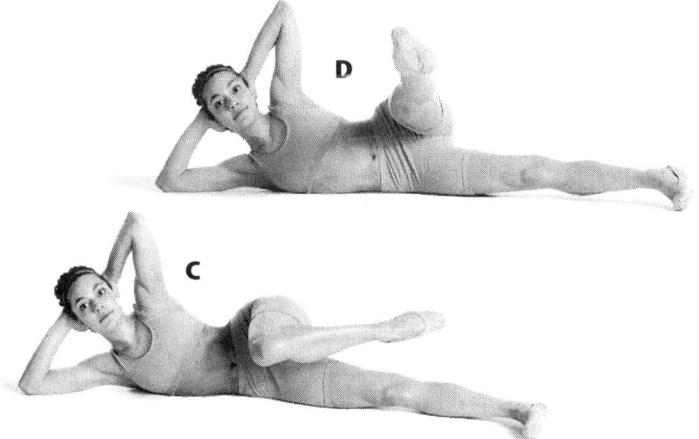

Grande Ronde de Jambe

Könner

**Grande Ronde de Jambe kräftigt Oberschenkel
und Bein im Hüftgelenk, dehnt die Oberschenkelstrecker
und die Hüftbeuger und stärkt das Powerhouse**

1 Nehmen Sie die Stellung für die seitliche Tretfolge ein, die Ihrem Können angemessen ist.

2 Heben Sie das obere Bein auf Hüfthöhe, es ist leicht nach außen gedreht.

3 Einatmen und das Bein nach vorne schwingen. Den Fuß an der Wand entlang vor Ihnen hochrutschen, dann das Bein im Hüftsockel kreisen und nach hinten absenken, bis

A

der Fuß die Wand hinter Ihnen erreicht. (Die obere Hüfte wird dabei nach vorne gedrückt und der Rücken ganz lang gemacht, um ein Gegengewicht zu bilden.)

4 Dann schwingen Sie das Bein nach vorne und wiederholen die Übung zwei- bis dreimal: nach

vorne schwingen, heben, kreisen und nach hinten dehnen. Stellen Sie sich vor, den Inhalt eines großen Kessels umzurühren.

5 Anschließend die Übung umkehren und das Bein aus der Hüfte nach hinten schwingen. Den Fuß zur Decke heben, das Bein im Hüftsockel nach außen kreisen, dann das Bein senken und auf Hüfthöhe halten, bevor Sie die Sequenz wiederholen. Nach hinten schwingen, heben, kreisen und langsam auf Hüfthöhe senken. Denken Sie immer daran, dass der Rumpf lang und stark bleibt.

6 Zwei- bis dreimal in jede Richtung wiederholen und anschließend die Fersen in der Pilates-Stellung zusammenbringen und auf den Bauch rollen als Vorbereitung für das *Fersentrommeln* (S. 130).

B

**Das Bild: Sie rühren
den Inhalt eines Kessels um**

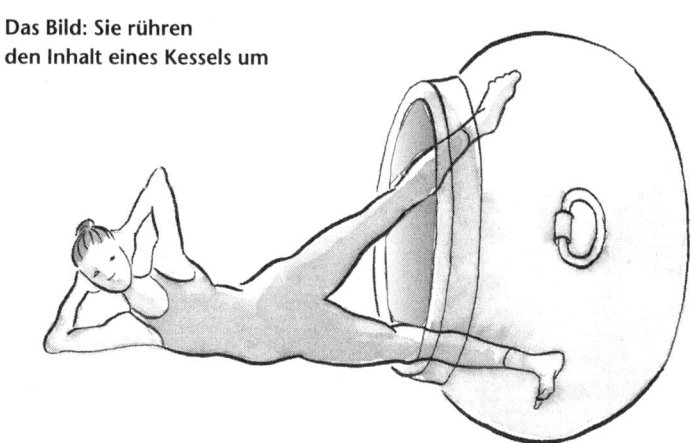

Ziel Der Rumpf sollte beim Kreisen des Beines lang und stabil bleiben.

Wichtig Vergessen Sie nicht, ein Gegengewicht zum Gewicht Ihres
Beines zu schaffen, indem Sie die Hüfte in die umgekehrte Richtung
zum Fuß pressen.
• Versuchen Sie Energie aus der Schädeldecke zu pressen und die
Schultern von den Ohren wegzuschieben.

Vorsicht Achten Sie darauf, dass Sie in Taille und Schultern nicht
einsinken.
• Während der Übung
darf die Hüfte nicht
hin- und
herschaukeln.

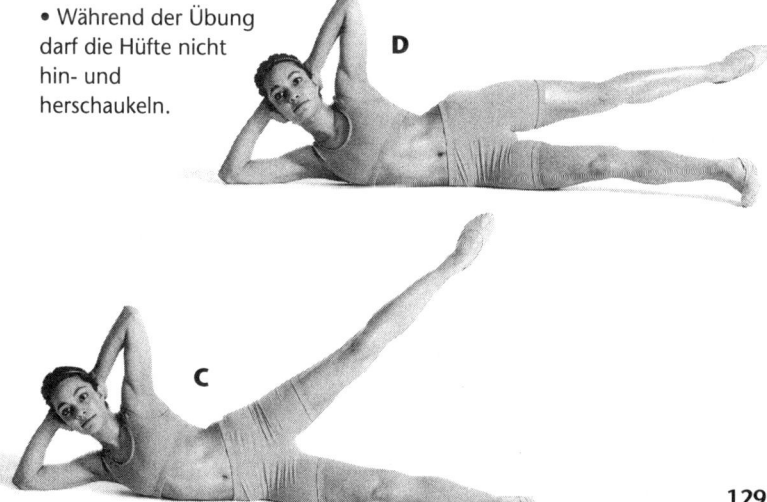

Fersentrommeln

Übergang Fortgeschrittene

Die Fersenschläge kräftigen das Powerhouse und die Rückseiten der Beine

1 Legen Sie sich auf den Bauch, die Rückseiten der Beine werden zusammengepresst, die Stirn liegt auf den Handrücken (Hände übereinander).

2 Das Gesäß anspannen, einatmen und beide Schenkel von der Matte heben, die Beine bleiben gerade, die Fersen zusammen.

3 Die Beine in der Luft halten und die Fersen leicht gegeneinander schlagen.

4 Stellen Sie sich vor, Ihr Oberkörper ist an die Matte gebunden, die Beine hängen in einem Gurt.

5 Auf fünf Schläge einatmen und auf fünf Schläge ausatmen.

6 Danach setzen Sie sich auf die Fersen, um den unteren Rücken zu entspannen, und legen sich dann auf die andere Seite, um die seitliche Tretfolge mit dem anderen Bein anzuschließen …

! *Achtung: In der Version für Könner werden die Oberschenkel angehoben (s. Foto Könner-Version).*

7 Wiederholen Sie die gesamte seitliche Tretfolge mit dem anderen Bein und legen Sie sich dann auf den Rücken, ziehen Sie die Knie auf die Brust als Vorbereitung für den *Teaser* (S. 132).

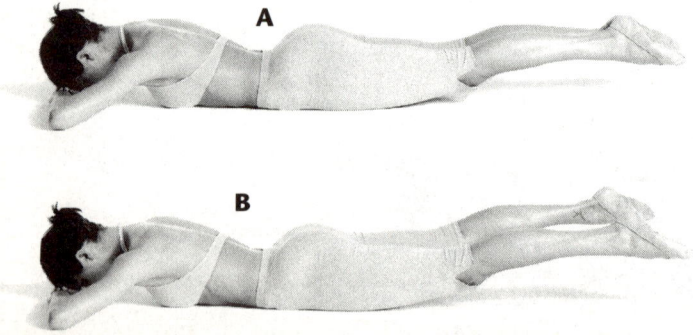

A

B

Das Bild:
Ihre Beine
hängen in
einem Gurt

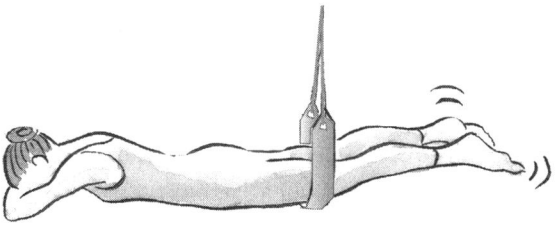

Ziel Der Rumpf sollte vollkommen ruhig bleiben, während Sie die Beine heben und gegeneinander schlagen.

Wichtig Der Bauchnabel wird zur Wirbelsäule hingezogen, um den unteren Rücken zu schützen.
• Der obere Rücken und die Schultern bleiben während der Schläge entspannt. Wenn nötig, strecken Sie die Arme nach vorne aus.
• Das Gesäß fest zusammenpressen, um den unteren Rücken zu schützen und den Rumpf zu stabilisieren.
• Die Beine bleiben die ganze Zeit so gerade wie möglich.

Vorsicht Seien Sie vorsichtig beim Gegeneinanderschlagen der Fersen, da Sie sich wehtun könnten.
Die Bewegung erfolgt aus dem ganzen Bein heraus.
• Achten Sie darauf, dass Ihre Schenkel die Matte während der gesamten Übung nicht berühren.

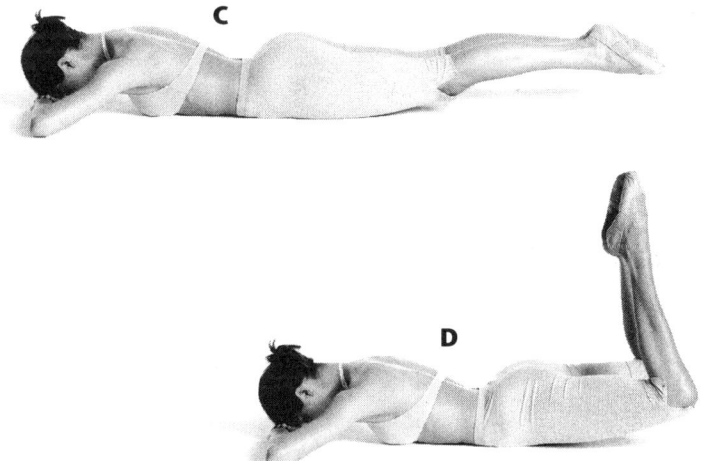

Teaser

(Vorbereitung I)

In dieser Variation können Sie die Stärke Ihres Powerhouses testen, bevor Sie weitergehen zum vollständigen Teaser

1 Legen Sie sich auf den Rücken, die Füße sind flach auf den Boden gestellt, die Knie sind gebeugt und Knie und Schenkel eng aneinander gepresst. (Ihre Füße stehen in einem 45°-Winkel zu Ihren Knien.)

2 Strecken Sie die Arme hinter den Kopf und die Fingerspitzen zur Wand hinter Ihnen. Der Rücken bleibt gerade durch den Einsatz des Powerhouses.

3 Dann bringen Sie die Arme nach vorne, Kopf und Oberkörper folgen ihnen. Stellen Sie sich vor, Sie werden von Ballons angehoben, die an Ihrem Brustkorb befestigt sind.

5 Dann ausatmen und langsam die Wirbelsäule wieder abrollen, sodass Sie jeden einzelnen Wirbel auf der Matte spüren.

6 Wenn die Rückseite des Kopfes den Boden berührt, strecken Sie die Arme wieder hinter den Kopf aus, die Fingerspitzen recken sich zur Wand dahinter. Der Nacken bleibt dabei ganz lang.

7 Wiederholen Sie die Übung dreimal und beginnen Sie dann mit der *Teaser-Vorbereitung II* (S. 134).

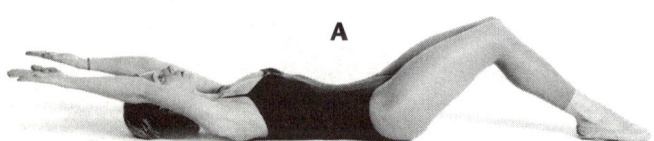

A

4 Einatmen, mit Hilfe der Bauchmuskulatur nach oben rollen und dort auf drei zählen.

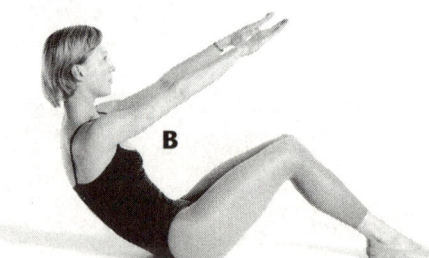

B

Ziel Der Unterkörper bleibt vollkommen ruhig, während Sie den Rücken auf- und wieder abrollen.

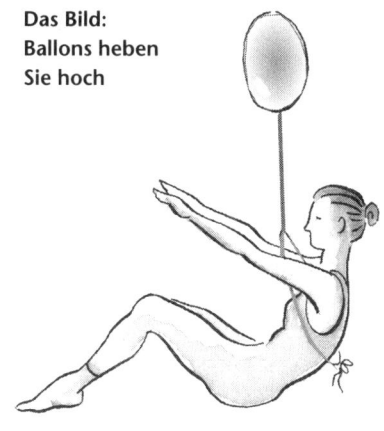

Das Bild:
Ballons heben
Sie hoch

Wichtig Konzentrieren Sie sich eher auf die Bewegung nach oben als auf die nach vorne und setzen Sie Ihr Powerhouse ein.

• Das Gesäß, die inneren Schenkel und die Knie bleiben zusammengepresst.

• Beim Herunterrollen versuchen Sie, sich lang zu machen, das Kreuzbein wird die ganze Zeit auf die Matte gepresst.

Vorsicht Die Füße dürfen sich bei der Bewegung nach oben nicht bewegen.

• Nicht nach vorne auf das Steißbein rutschen.

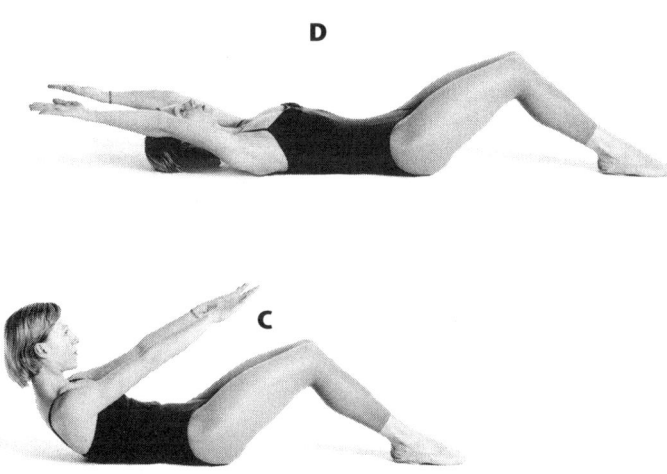

D

C

Teaser

(Vorbereitung II)

Diese Variation stärkt das Powerhouse und stabilisiert den Unterkörper als Vorbereitung für den vollen Teaser

1 Legen Sie sich auf den Rücken, in der Position für die Teaser-Vorbereitung I.

2 Strecken Sie ein Bein in einem 45°-Winkel nach oben und heften Sie es an die Innenseite des anderen Knies. Drehen Sie Hüften und Schenkel leicht nach außen, und pressen Sie Gesäß und innere Schenkel eng zusammen.

3 Wiederholen Sie die gleiche Sequenz wie in Vorbereitung I, ohne dass die Knie sich voneinander entfernen.

4 Dann strecken Sie sich nach dem ausgestreckten Fuß, die Brust dabei angehoben lassen. Heben Sie sich mit der Einatmung aus der Taille hoch nach oben. Stellen Sie sich vor, ein Magnet zieht Sie hoch.

5 Mit der Ausatmung rollen Sie die Wirbelsäule auf die Matte zurück und strecken die Arme hinter den Kopf.

! *Achtung: Als Herausforderung für die Bauchmuskulatur können Sie, wenn Sie oben angelangt sind, aus-*

atmen und den Oberkörper nach rechts drehen. Dann einatmen, zur Mitte zurückkommen, ausatmen und nach links drehen. Einatmen und zur Mitte zurückkehren. Ausatmen, den Rücken langsam auf die Matte zurücklegen.

6 Wiederholen Sie die Übung zwei-, dreimal mit jedem Bein und ziehen Sie dann die Knie auf die Brust, um den Rücken zu entspannen, bevor Sie mit dem vollständigen *Teaser I* (S. 136) weitermachen.

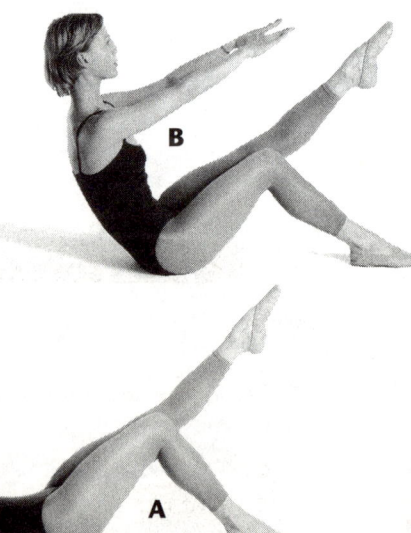

Ziel Die Knie sollten zusammengeheftet und das Knie während der gesamten Übung ausgestreckt bleiben.

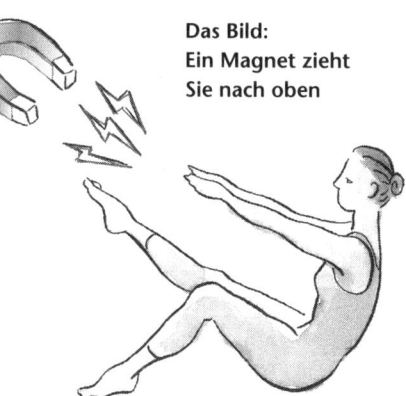

**Das Bild:
Ein Magnet zieht
Sie nach oben**

Wichtig Arbeiten Sie mit der tieferliegenden Muskulatur des Powerhouses, um die Bewegung zu kontrollieren.

• Ausschlaggebend ist, dass Sie sich selbst das Gefühl geben, unter Kontrolle nach oben zu »gleiten«.

• Denken Sie daran, dass die Brust angehoben bleibt, und pressen Sie die Schultern nach unten von den Ohren weg.

• Vergessen Sie nicht, die Wirbelsäule langsam auf- und abzurollen, sodass Sie zwischen den einzelnen Wirbeln Platz schaffen können.

Vorsicht Achten Sie darauf, dass die Knie während der gesamten Übung zusammengeheftet bleiben.
(Nicht mogeln, indem ein Bein auf das andere gelegt wird!)

• Die Schultern dürfen beim Aufrollen nicht zu den Ohren kriechen. Nicht den Atem anhalten und nicht das Körpergewicht nach oben werfen.

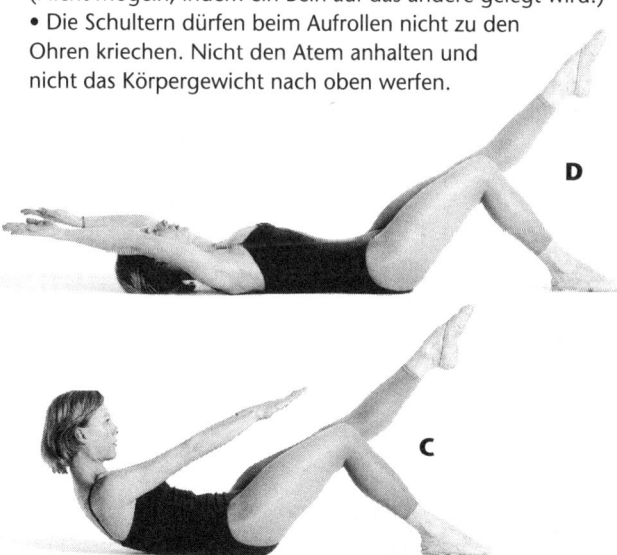

D

C

Teaser I

Fortgeschrittene

Der Teaser ist einer der absoluten Favoriten der Pilates-Methode, hier können Sie Ihr Powerhouse aufs Äußerste herausfordern und Ihre Fortschritte einschätzen

1 Legen Sie sich auf den Rücken, beide Beine in der Pilates-Stellung zur Decke gestreckt.

2 Die Arme lang hinter den Kopf strecken und den Rücken dabei ganz flach lassen.

3 Die Beine auf 45° senken und den Bauchnabel zur Wirbelsäule pressen.

4 Einatmen und die Arme über den Kopf in Richtung Zehen schwingen.

5 Lassen Sie Ihren Körper zu den Füßen »hochgleiten«, indem Sie das Kinn auf die Brust bringen und den Oberkörper von der Matte »schälen«.

A

6 Stellen Sie sich vor, eine Feder zwischen Ihren Knöcheln und Ihren Händen zieht Sie hoch zu den Füßen.

7 Halten Sie diese V-Stellung, indem Sie auf dem Steißbein balancieren. Dann ausatmen und die Wirbelsäule wieder auf die Matte zurückrollen. Spüren Sie den Zug der Feder beim Abrollen. Das Gesäß ist fest zusammengepresst, sodass die Beine ruhig bleiben.

8 Wenn Ihr Kopf die Matte berührt, strecken Sie die Arme hinter den Kopf, und wiederholen Sie die Sequenz. Einatmen beim Hochgleiten und ausatmen, während Sie jeden einzelnen Wirbel in die Matte pressen.

9 Dreimal wiederholen und dann die Fußsohlen auf die Matte setzen zur Vorbereitung für *Die Robbe* (S. 162).

❗ *Achtung: Könner bleiben in der angehobenen V-Stellung für den Teaser II.*

B

136

Das Bild:
Eine Feder zerrt Sie aufwärts

Ziel Versuchen Sie, im Unterkörper vollkommen ruhig zu bleiben, während Sie die einzelnen Bewegungen des Teasers ausführen.

Wichtig Beim Teaser sollen Sie Ihren Geist entspannen und Ihren eigenen Rhythmus finden.
• Während der Übungen müssen Sie weiteratmen.
Wenn Sie den Atem anhalten, werden die Muskeln nicht wirksam eingesetzt.
• Achten Sie darauf, dass der Bauchnabel zur Wirbelsäule gepresst ist und dass Gesäß und Rückseiten der inneren Schenkel angespannt sind, um das Powerhouse zu beanspruchen.

Vorsicht Die Beine dürfen nicht so tief gesenkt werden, dass Sie die Kontrolle verlieren. Wenn Ihr Rücken sich von der Matte hebt, strecken Sie die Beine zur Decke hoch.
• Der Teaser besteht aus sehr kontrollierten Bewegungen.
Widerstehen Sie der Versuchung, den Körper nach vorne zu werfen oder ihn nach hinten fallen zu lassen.

Steigerung Beim Abrollen werden die Arme entlang den Ohren gerade zur Decke gestreckt. Versuchen Sie, sich dabei von den Beinen weg zu dehnen.

! *Wenn Ihr Rücken schmerzt,*
sofort aufhören, auf den Rücken
legen und als Entspannung für den
unteren Rücken die Knie
zur Brust ziehen.

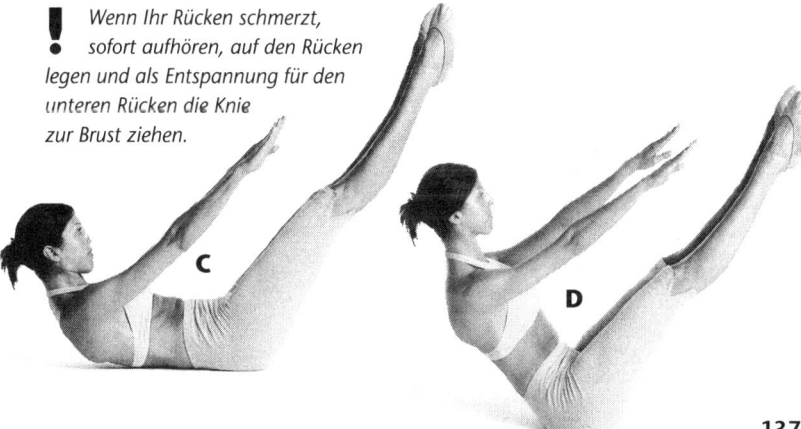

Teaser II

Könner

Der Teaser II verbessert das Gleichgewicht und die Koordination und stärkt das Powerhouse

1 Sie befinden sich in der angehobenen V-Stellung des Teasers I, balancieren auf Ihrem Steißbein und pressen den Bauchnabel zur Wirbelsäule.

2 Den Oberkörper vollkommen ruhig halten, während Sie die Beine zur Matte senken.

3 Die Beine dreimal heben und senken und darauf achten, dass Sie aus dem Powerhouse arbeiten, den Nabel zur Wirbelsäule ziehen und Gesäß und innere Schenkel fest zusammenpressen.

4 Stellen Sie sich vor, Ihre Beine sind Eisenbahnsignale, die gegen starke Federn an Ihren Knöcheln bewegt werden müssen. Sie müssen die Beine also gegen die Federn nach unten ziehen und beim Heben der Federkraft widerstehen.

5 Beim Senken der Beine einatmen und bei der Rückkehr in die V-Stellung ausatmen.

6 Die Übung in der angehobenen V-Stellung als Vorbereitung für den *Teaser III* (S. 140) beenden.

! *Wenn Ihr Rücken schmerzt, sofort aufhören. Hinlegen und als Entspannung für den unteren Rücken die Knie zur Brust ziehen.*

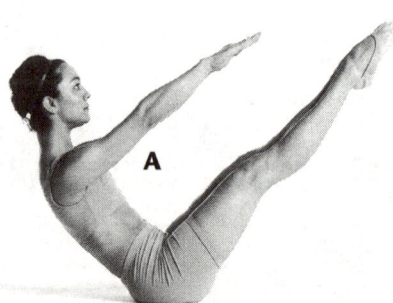

A

Das Bild:
Ihre Beine sind
Bahnsignale

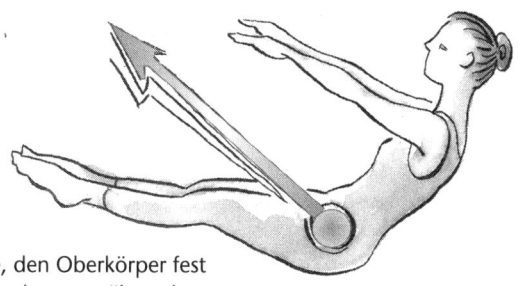

Ziel Versuchen Sie, den Oberkörper fest
und angehoben zu lassen, während
Sie die Beine kontrolliert heben und senken.

Wichtig Achten Sie darauf, dass die Hüften und Schenkel in der
Pilates-Stellung leicht nach außen gedreht sind, um die Muskulatur in
Gesäß, Hüften und inneren Schenkeln zu beanspruchen.
• Bleiben Sie in der Brust so erhoben, als wären Sie an der Decke auf-
gehängt. Beim Hochheben der Beine stellen Sie sich vor, wie Sie die
Beine bis zur Brust heben.
• Die Schultern nach unten von den Ohren wegpressen, damit die
Muskulatur in Nacken und Schultern sich entspannen kann.
• Machen Sie alle Bewegungen langsam und bedächtig, bis Sie die
totale Kontrolle erreicht haben.

Vorsicht Achten Sie darauf, dass Sie nicht auf dem Steißbein nach
vorne oder hinten rutschen.
• Der Rücken darf sich nicht
wölben oder einsinken,
während Sie die Beine heben.
Die Rückseite der Beine bleibt
angespannt; sie dürfen nicht so
weit gesenkt werden, dass Sie die
Kontrolle verlieren.
• Lassen Sie die Beine nicht sinken.

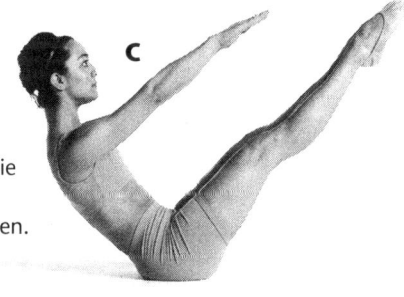

C

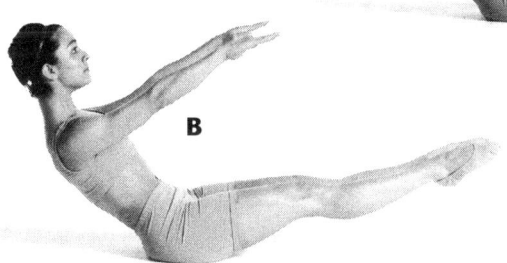

B

Teaser III

Könner

**Der Teaser III ist die Kombination von Teaser I und II und setzt alle Muskeln ein.
Der Schwerpunkt liegt auf dem Powerhouse**

1 Sie befinden sich in der angehobenen V-Stellung von Teaser II, balancieren auf Ihrem Steißbein und pressen den Bauchnabel zur Wirbelsäule.

2 Strecken Sie die Arme an den Ohren entlang zur Decke und rollen Sie dann langsam den ganzen Körper zurück auf die Matte. Das Rollen beginnen, indem Sie den Bauchnabel fest zur Wirbelsäule pressen und sich gegen die Bewegung strecken, d. h. mit dem oberen Rücken von den Knöcheln wegdehnen, sodass sich jeder Wirbel in die Matte pressen kann. Strecken Sie die Fingerspitzen zur Wand hinter Ihnen.

3 Sie können jetzt die Bewegungen von Teaser I und II zusammen ausführen, indem Sie wieder hochkommen in die V-Stellung, also den Oberkörper und die Knöchel gleichzeitig von der Matte heben, bis Sie mit den Fingern die Zehen berühren.

4 Stellen Sie sich vor, Sie müssen wie Pfeile die Richtung anzeigen und dabei sehr schweren Federn widerstehen, die zwischen Ihrem Brustbein und Ihren Knöcheln befestigt sind. Dadurch werden die Bewegungen kontrollierter, und Sie setzen Ihr Powerhouse stärker ein.

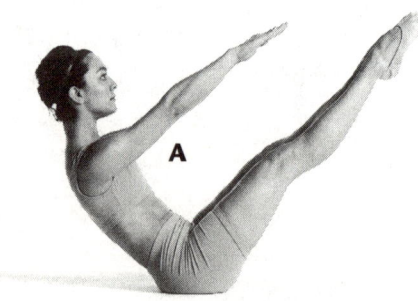

A

Das Bild:
Ihre Arme und Beine
sind Richtungspfeile

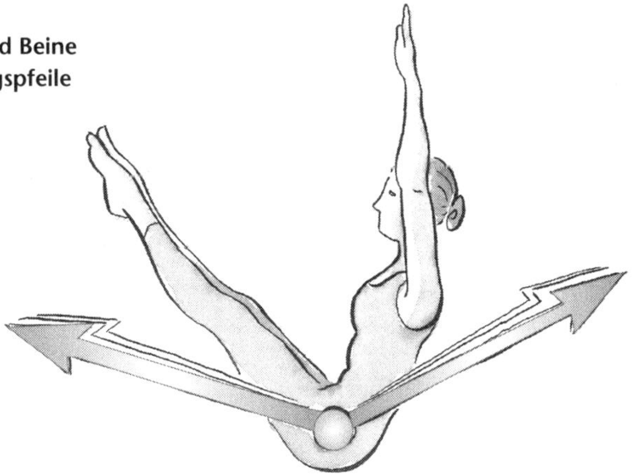

5 Strecken Sie die Arme an den Ohren entlang nach oben und hinten, und dehnen Sie sich dann mit der Ausatmung gegen die Federn. Der Oberkörper bewegt sich von den Knöcheln weg, bis Sie jeden einzelnen Wirbel in die Matte unter sich gepresst haben.

6 Das Zurückrollen beginnen Sie, indem Sie den Nabel in die Wirbelsäule pressen und Gesäß und innere Schenkel anspannen, um den unteren Rücken zu unterstützen.

7 Dreimal wiederholen und in der erhobenen V-Stellung beenden. Dann die Arme hinter dem Gesäß ablegen, die Handflächen liegen auf der Matte, die Finger zeigen nach hinten, bereit für das *Hüftkreisen* (S. 144).

B

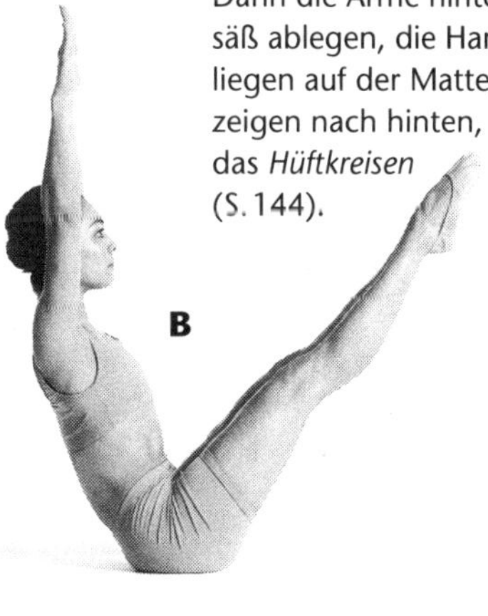

Ziel Versuchen Sie, sich unter Kontrolle des Powerhouses so lang wie möglich zu strecken und so dicht wie möglich zusammenzufalten.

Wichtig Achten Sie darauf, dass die Bewegung für den Teaser III aus dem Powerhouse beginnt.

• Stellen Sie sich vor, dass Sie sich um Ihr Powerhouse herumfalten, indem Sie zu Beginn der Übung den Bauchnabel fest zur Wirbelsäule pressen und das Gesäß anspannen.

• Stellen Sie sich das »Gleitgefühl« vor, während Sie Ihren Körper in die V-Stellung bringen.

• Wenn es Ihnen schwer fällt, hochzukommen, versuchen Sie die Atemsequenz umzukehren.

• Die Schultern durchgehend nach unten und von den Ohren wegdrücken, damit die Muskulatur in Nacken und Schultern entspannt bleibt.

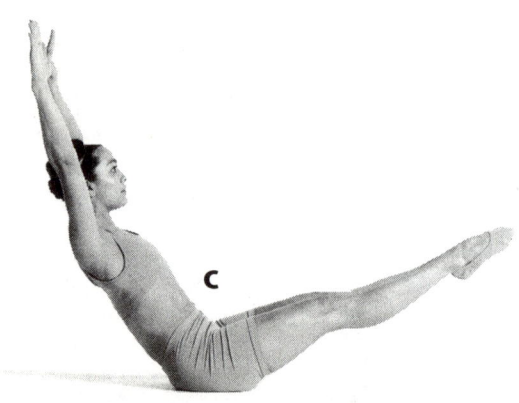

Vorsicht Halten Sie nicht den Atem an, das verhindert den Erfolg.

! *Sofort aufhören, wenn der Rücken schmerzt. Hinlegen und die Knie zur Brust*
● *ziehen, damit der untere Rücken sich entspannen kann.*

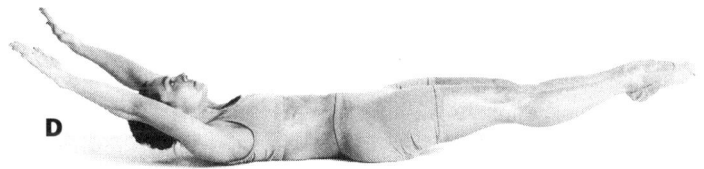

D

Hüftkreisen

Könner

**Beim Hüftkreisen wird das Powerhouse betont und
die Vorderseiten der Schultern, die Brust und die Arme
werden gedehnt**

1 Sie balancieren auf Ihrem Steißbein, die Beine bleiben in der V-
Stellung des Teasers, die Arme
sind nach hinten gestreckt, die
Handflächen liegen hinter Ihnen
auf der Matte.

2 Einatmen und die Beine in der
Pilates-Stellung nach unten und
nach rechts kreisen.

3 Ausatmen und den Kreis vollenden, indem Sie die Beine nach
links und wieder zurück in die V-
Stellung bringen.

4 Stellen Sie sich vor, Ihre Hände
sind einzementiert, und Sie können Ihren Oberkörper nicht bewegen, sondern nur weiter
nach oben strecken.

5 Vergessen Sie nicht, dass Ihr
Oberkörper das Gegengewicht
für die kreisenden Beine ist; Sie
müssen die Hände also noch tiefer in den Zement pressen, wenn
sich das Gewicht verlagert.

6 Nach jedem Kreis die Richtung
wechseln. Am Anfang des Kreises einatmen und bei der Vollendung ausatmen. Versuchen
Sie, die Beine so leicht wie möglich zu machen, sodass die Hüften und die Bauchmuskulatur
beansprucht werden und nicht
die Schenkelmuskulatur.

7 Dreimal in jede Richtung kreisen
und dann die Beine auf die
Matte senken. Auf den Bauch
rollen, die Arme sind vor Ihnen
ausgestreckt, als Vorbereitung
für das *Schwimmen* (S. 146).

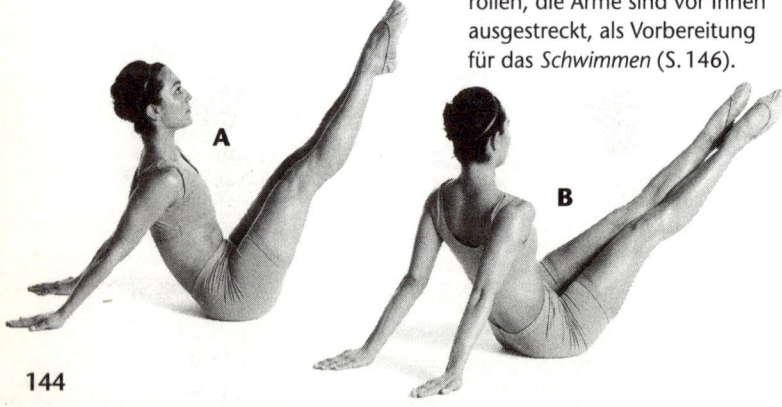

Ziel Versuchen Sie, beim Beinkreisen die Brust steif und oben zu halten und die Arme gerade zu lassen.

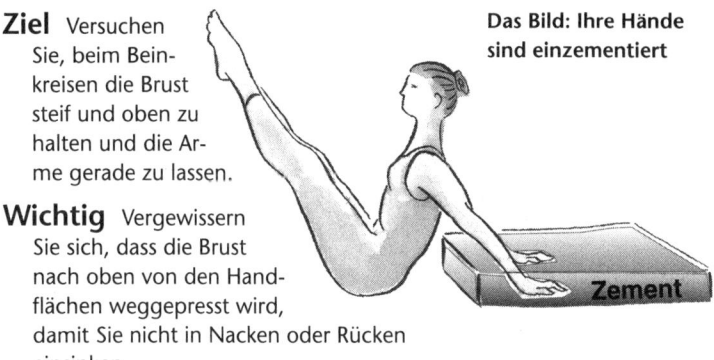

Das Bild: Ihre Hände sind einzementiert

Zement

Wichtig Vergewissern Sie sich, dass die Brust nach oben von den Handflächen weggepresst wird, damit Sie nicht in Nacken oder Rücken einsinken.

• Die Betonung des Kreisens liegt auf der Aufwärtsbewegung. Setzen Sie das Powerhouse intensiv ein, um die Beine wieder zur Mitte hoch zu bringen. Stellen Sie sich vor, dass Sie die Beine bis zur Nase führen.
• Pressen Sie die Schultern nach unten und weg von den Ohren.
• Der Rücken bleibt gerade, die Rippen nach innen gezogen.

Vorsicht Der Oberkörper sollte sich nicht bewegen, und der Nacken darf sich nicht nach vorne verrenken.
• Die Beine dürfen nicht so weit gesenkt werden, dass Sie die Kontrolle verlieren.

Abwandlung Stützen Sie sich auf den Ellbogen ab, falls Sie sich nicht auf den geraden Armen halten können.

! *Diese Übung dürfen Sie nicht ausführen, wenn Sie an den Schultern verletzt sind oder einen schwachen Rücken haben. Sofort aufhören, falls Ihr Rücken schmerzt. Hinlegen und die Knie zur Brust ziehen, damit sich der untere Rücken entspannen kann.*

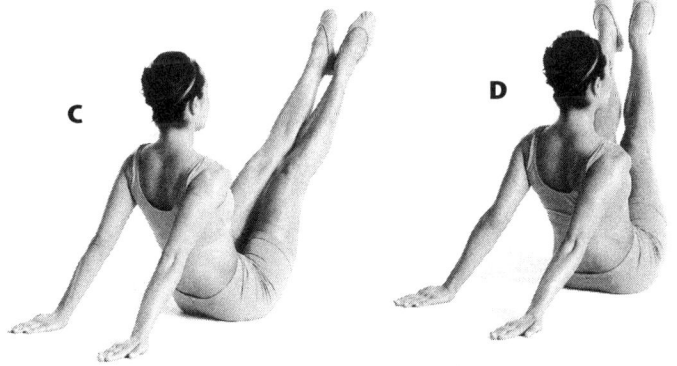

C

D

Schwimmen

Könner

Das Schwimmen dehnt und stärkt die Rückenmuskulatur und beansprucht gleichzeitig den ganzen Körper

1 Sie liegen vollkommen ausgestreckt bäuchlings auf der Matte, die Beine sind in der Pilates-Stellung zusammengepresst. Strecken Sie die Fingerspitzen zur Wand vor Ihnen.

2 Einatmen, den Bauchnabel zur Wirbelsäule ziehen und gleichzeitig den rechten Arm und das linke Bein nach oben heben. Oben halten, während Sie auch noch Kopf und Brust von der Matte heben.

3 Dann die Arme und Beine wechseln und linken Arm und rechtes Bein von der Matte heben.

4 Fahren Sie mit diesem abwechselnden Heben und Senken fort, als würden Sie schwimmen oder auf dem Wasser plätschern. Einatmend und ausatmend jeweils auf fünf zählen.

5 Stellen Sie sich vor, Sie balancieren auf einem Felsen im Wasser und müssen mit den kontrollierten Bewegungen verhindern, vom Felsen zu rutschen.

6 Die Übung mit Einatmung und Ausatmung zwei- bis dreimal wiederholen und dann auf die Fersen zurücksetzen zur Entspannung des unteren Rückens.

7 Danach wieder auf den Bauch legen, die Handflächen befinden sich unter den Schultern, und die Beine sind zusammengepresst als Vorbereitung für das *Beine-Herunterziehen* (S. 148).

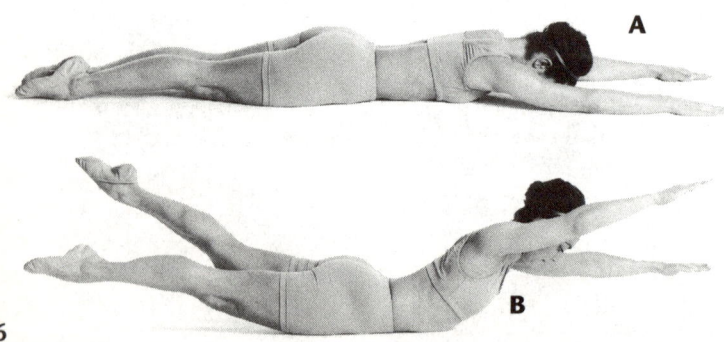

A

B

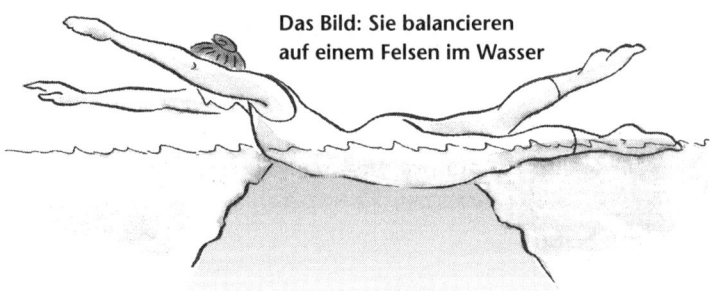

Das Bild: Sie balancieren auf einem Felsen im Wasser

Ziel Versuchen Sie, das Powerhouse während der gesamten Schwimmbewegung fest und hochzuhalten.

Wichtig Diese Schwimmbewegung soll die Kontrolle aus dem Zentrum heraus stärken.
- Das Powerhouse bleibt oben und sollte in Ihrer Visualisierung immer über der Oberfläche des Wassers bleiben.
- Vergessen Sie nicht, das Gesäß zusammenzupressen, als Schutz für Ihren unteren Rücken und zur Beanspruchung der Beine.
- Spüren Sie, wie Sie sich in die Gegenrichtungen dehnen, die Finger und Zehen strecken sich zu den entgegengesetzten Wänden des Raumes.
- Den Nacken verlängern, indem Sie Energie aus der Schädeldecke herauspressen.
- Die Arme und Beine so gerade wie möglich halten, sie dürfen während der gesamten Übung den Boden nicht berühren.
- Achten Sie darauf, dass Brust und Schenkel durchgehend angehoben bleiben.

Vorsicht Versuchen Sie, die Glieder bei der Schwimmbewegung nicht fallen zu lassen.
- Lassen Sie Ihren Bauch nicht einsinken, denn das spüren Sie sofort in Ihrem unteren Rücken!
- Verrenken Sie den Hals nicht nach hinten.

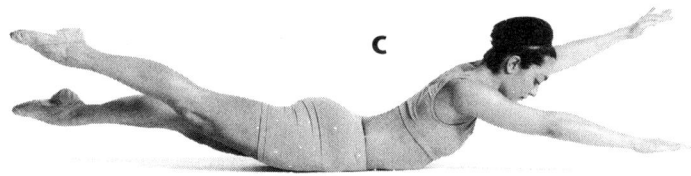

C

Beine Herunterziehen

Könner

Das Beine-Herunterziehen dehnt die Achillessehnen und die Waden und stärkt das Powerhouse

1 Legen Sie die Hände mit den Handflächen nach unten auf die Matte unter den Schultern und ziehen Sie den Bauchnabel zur Wirbelsäule, während Sie sich in eine Liegestützposition hochstemmen.

2 Die Rückseiten der Beine anspannen und darauf achten, dass der Körper ganz gerade ist, als wären Sie ein Stahlrohr von Kopf bis Fuß.

3 Schieben Sie das Körpergewicht nach hinten und pressen Sie die Fersen zur Matte hin, dann schaukeln Sie nach vorne auf die Fußballen. Stellen Sie sich vor, Ihr Bauch hängt in einem Gurt an der Decke.

4 Führen Sie diese Bewegung zwei- bis dreimal durch zum Aufwärmen der Sehnen; dann einatmen und ein Bein gerade von der Matte heben, bei der Ausatmung oben halten und die schaukelnde Bewegung wiederholen. Mit jeder Atemsequenz die Beine wechseln.

5 Wiederholen Sie dreimal auf jeder Seite, und drehen Sie sich dann auf die Rückseite zum *Beine-Hochziehen* (S.150).

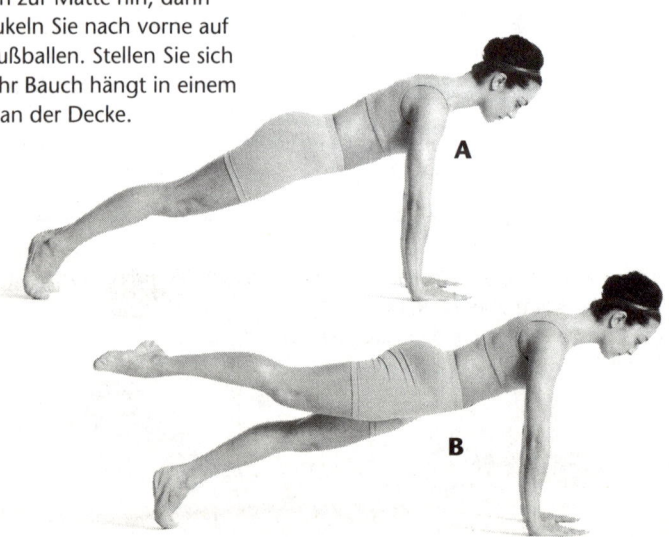

A

B

Ziel Versuchen Sie, während der ganzen Bewegung ganz fest im Zentrum zu bleiben. (Die Bewegung gleicht der eines Rammbocks, der nach hinten gezogen und nach vorne gestoßen wird.)

Das Bild: Ihr Bauch hängt in einem Gurt

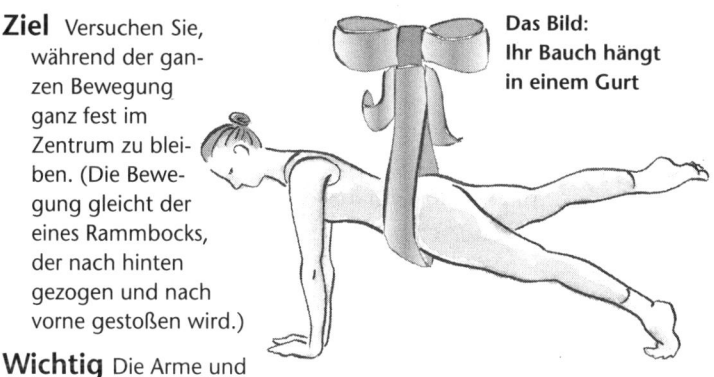

Wichtig Die Arme und Beine bleiben während der gesamten Übung vollkommen gerade. Denken Sie daran, dass Sie sich nach oben und von den Handballen wegdrücken, um nicht auf die Handgelenke zu sinken.

• Achten Sie darauf, dass der Bauchnabel an der Wirbelsäule bleibt.

• Der Nacken bleibt lang, und der Kopf bleibt in einer Linie mit der Wirbelsäule.

Vorsicht Lassen Sie den Kopf nicht nach unten hängen.

• Lassen Sie den Bauch nicht mit der Schwerkraft nach unten hängen.

• Schaukeln Sie nicht in der Hüfte, wenn Sie ein Bein heben.

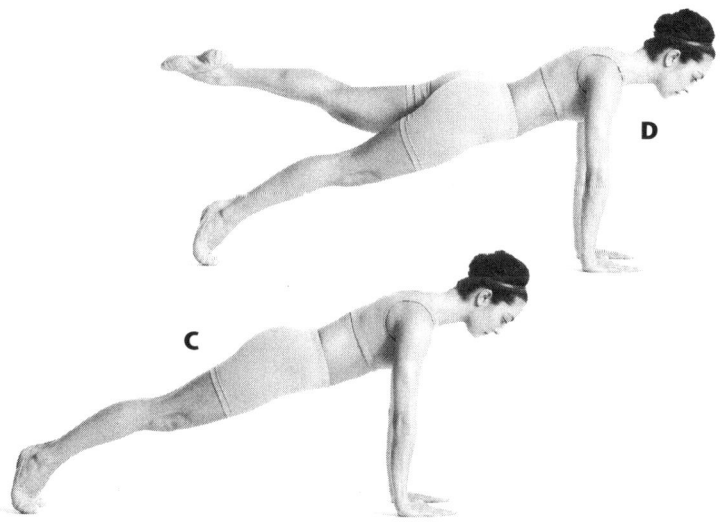

Beine hochziehen

Könner

Das Beine-Hochziehen stärkt das Powerhouse mit Betonung des Gesäßes. Auch Arme und Schultern werden gestärkt und die Oberschenkelstrecker gedehnt

1 Setzen Sie sich aufrecht hin, die Handflächen liegen seitlich auf der Matte.

2 Heben Sie die Hüften von der Matte hoch, das Powerhouse ist fest, die Beine sind lang und aneinander gepresst.

3 Mit geraden Armen, die Zehen sind zum Boden gerichtet, einatmen und ein Bein so hoch wie möglich kicken, ohne in der Taille einzubrechen.

4 Wenn das Bein ganz oben ist, die Zehen zum Kopf strecken und mit der Ausatmung langsam das Bein senken und dabei die Ferse wegstrecken.

6 Stellen Sie sich vor, Ihre Hüfte hängt in einem Gurt, der Ihr Zentrum hoch und ganz ruhig hält.

7 Wiederholen Sie die Sequenz dreimal rechts und links.

8 Danach das Gesäß auf der Matte absetzen und hinknien, die Knie sind in einer Linie mit dem Rand der Matte als Vorbereitung für das *Seitliche Treten im Knien* (S. 152).

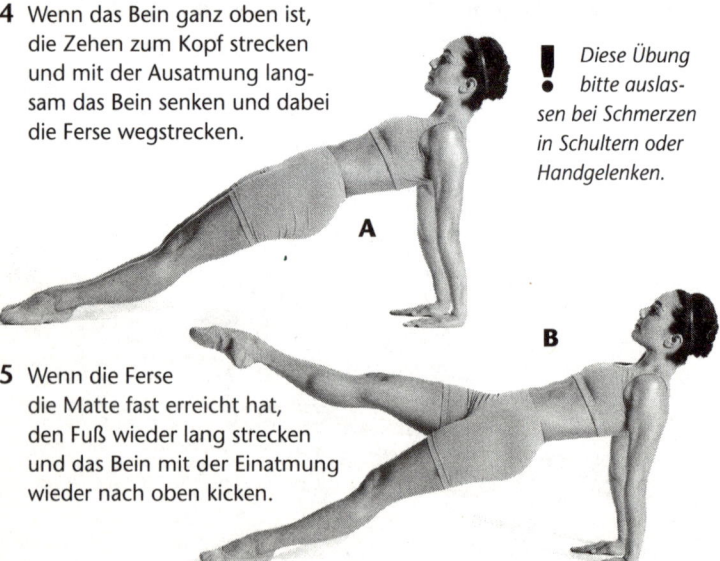

! *Diese Übung bitte auslassen bei Schmerzen in Schultern oder Handgelenken.*

A

B

5 Wenn die Ferse die Matte fast erreicht hat, den Fuß wieder lang strecken und das Bein mit der Einatmung wieder nach oben kicken.

**Das Bild: Ihre Hüfte
hängt in einem Gurt**

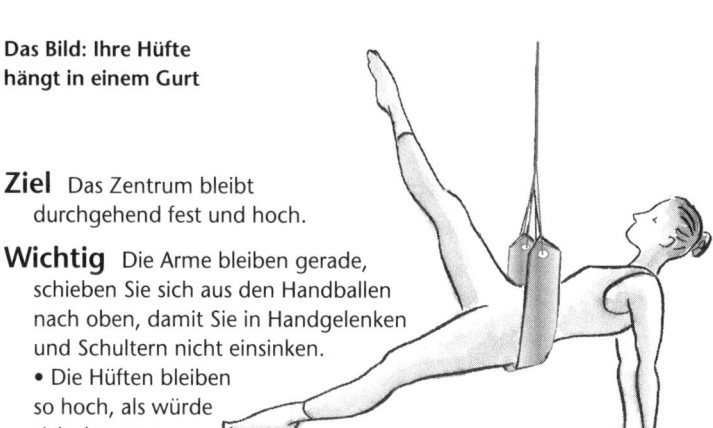

Ziel Das Zentrum bleibt
durchgehend fest und hoch.

Wichtig Die Arme bleiben gerade,
schieben Sie sich aus den Handballen
nach oben, damit Sie in Handgelenken
und Schultern nicht einsinken.
• Die Hüften bleiben
so hoch, als würde
sich darunter
eine lange, scharfe Nadel befinden.
• Der Nabel bleibt an der Wirbelsäule, damit der Bauch sich beim
Kicken nicht hebt.

Vorsicht Nicht in Nacken und Schultern einsinken.
• Die Beine bleiben während der ganzen Übung ganz gerade.
Nicht die Knie beugen, sonst beanspruchen Sie nicht wie vorgesehen
die Hüften und das Gesäß.

Abwandlung Anfangs kann das Kinn auf der Brust ruhen, später
bleiben Kopf und Nacken in einer Linie mit der Wirbelsäule.

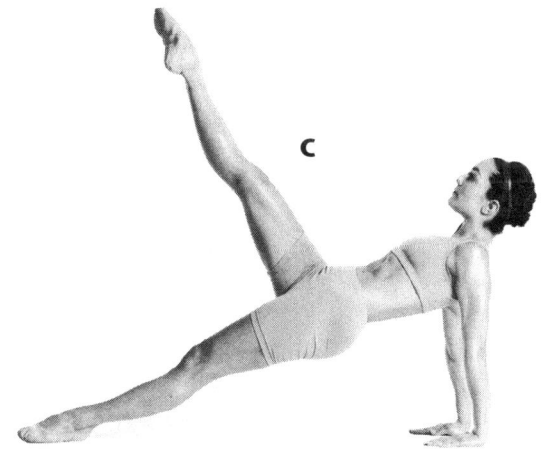

C

Seitliches Treten im Knien

Könner

**Das seitliche Treten im Knien konzentriert
sich auf Taille und Hüften.
Betont werden auch Balance und Koordination**

1 Knien Sie sich quer zum Mattenrand, legen Sie eine Handfläche
direkt unter die Schultern, in
einer Linie mit den Hüften, die
Finger liegen parallel zur Matte.

2 Die andere Hand hinter den
Kopf legen, der Ellbogen zeigt
zur Decke.

3 Das obere Bein in einer Linie mit
dem Körper und parallel zur
Matte ausstrecken. Achten Sie
darauf, dass Ihr Rumpf gut geer-
det und Ihr Zentrum fest ist.

4 Heben Sie das ausgestreckte Bein
von der Matte so weit wie möglich in Hüfthöhe. Stellen Sie sich
vor, Sie werden von einem Seil
um Ihre Hüfte herum gehalten.

5 Einatmen und das Bein zur vorderen Wand kicken, achten Sie
darauf, dass Sie dabei nicht in
der Hüfte einsinken.

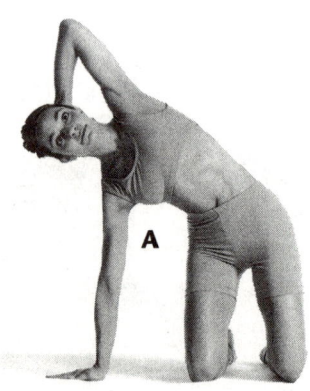

A

Das Bild: Sie kicken im Knien einen Fußball

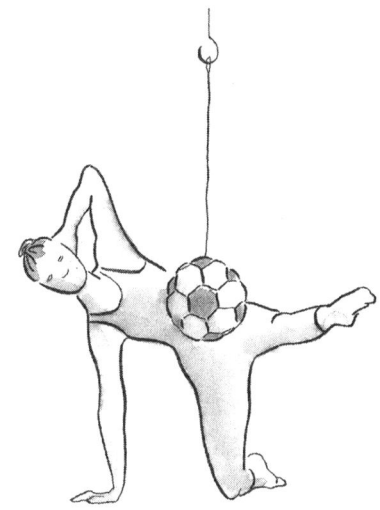

6 Ausatmen und das Bein nach hinten schwingen und so weit wie möglich nach hinten dehnen, ohne in den Hüften zu schwanken oder den Bauch nach vorne zu schieben.

7 Stellen Sie sich vor, Ihre Schädeldecke ist an die Wand gepresst, und Sie können sich nicht bewegen, während Sie diese Kickbewegung machen.

8 Viermal kicken und dann die Sequenz auf der anderen Seite wiederholen.

! *Achtung: Nach Punkt 8 können Sie noch einige andere Übungen aus der seitlichen Tretfolge (Seite 114) einfügen.*

9 Danach die Hüfte auf der Matte absetzen und die Fersen zum Gesäß ziehen. Auf einer Hand abstützen als Ausgangsposition für die *Nixe* (S. 156).

B

Beim seitlichen Treten im Knien wird im Grunde nur die seitliche Tretfolge (S. 114) auf einem Knie balancierend ausgeführt. Stellen Sie sich ähnliche Bilder vor, um diese Bewegung zu beherrschen.

Ziel Versuchen Sie, während der Kickbewegung im Oberkörper vollkommen ruhig und fest zu bleiben.

Wichtig Der Ellbogen bleibt zur Decke gestreckt, sodass Schultern und Brust während der ganzen Übung offen bleiben.
• Der Bauchnabel ist zur Wirbelsäule hingezogen, die Hüften bleiben ruhig.
• Der Kopf ist angehoben und in einer Linie mit der Wirbelsäule.

Vorsicht Nicht in Nacken oder Schultern einsinken.

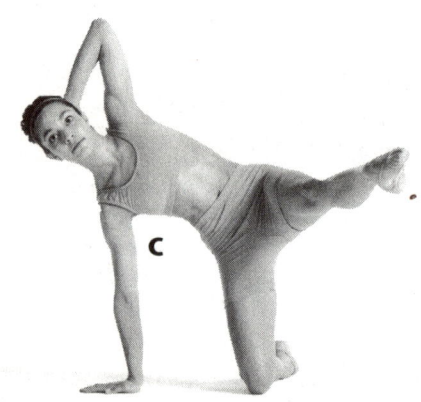

c

Steigerung Mit kleinen Kickbewegungen nach vorne und hinten beginnen und sich auf das Gleichgewicht konzentrieren, bevor Sie größere Bewegungen ausprobieren. Wenn Sie beim Kicken im Rumpf ganz ruhig bleiben, können Sie die Kickbewegungen immer stärker gestalten.

! *Diese Übung bitte auslassen bei Schmerzen in den Knien.*

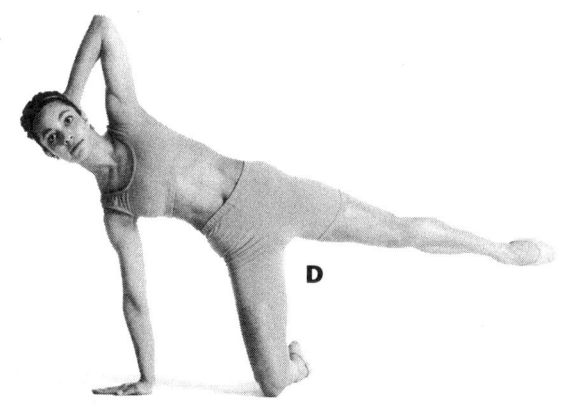

Nixe/Seitliches Beugen

Könner

Die Nixe betont die Muskulatur in Armen, Schultern und Handgelenken, dehnt die Hüften und die Taille und stärkt das Gleichgewichtsgefühl

1 Setzen Sie sich auf eine Seite, die Knie sind leicht gebeugt und beieinander, der obere Fuß liegt direkt vor dem anderen auf der Matte.

2 Legen Sie die Hand mit der Handfläche nach unten parallel auf die Matte direkt unter der Schulter. Die obere Hand bleibt auf den Knien liegen.

3 Dann drücken Sie sich mit einem geraden Arm hoch, so-dass der obere Fuß auf dem unteren ruht. Sie sollten jetzt auf einer Hand und auf dem seitlichen Fuß balancieren und den Körper in einer geraden Linie vom Kopf bis zu den Zehen hochhalten. Stellen Sie sich vor, Ihre Hüfte wird in einer Gurtschlaufe hoch-gehalten.

4 Drehen Sie Ihren Kopf zur De-cke, und legen Sie Ihr Kinn auf die obere Schulter, Arm und Fingerspitzen sind zum Fuß ge-streckt, während Sie langsam ausatmen und sich ganz leicht in der Hüfte senken. Sie sollten dabei eine Dehnung auf der Unterseite des Körpers spüren.

5 Tief einatmen und den Arm ge-rade nach oben und an den Ohren entlang heben, so weit entfernt von den Beinen wie möglich. Die Hüften können Sie leicht heben und den Kopf dann zurück in die Position in einer Linie mit der Wirbelsäule bringen. Jetzt spüren Sie eine Dehnung an der Oberseite des Körpers.

A

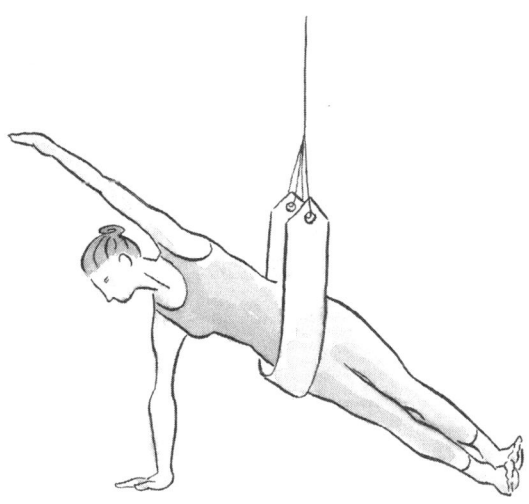

6 Wiederholen Sie diese Bewegung dreimal, dann senken Sie die Hüfte auf die Matte, greifen mit der oberen Hand nach den Knöcheln, strecken den stützenden Arm über den Kopf, beugen sich in Richtung Beine und dehnen sich so in der Nixenstellung. Dann die Seite wechseln.

7 Die Übung beenden, indem Sie die Hüfte auf die Matte zurücklegen und sich dann aufrecht hinsetzen, die Beine sind nach vorne gestreckt und Ihre Handflächen liegen seitlich auf der Matte als Vorbereitung für den *Bumerang* (S. 160).

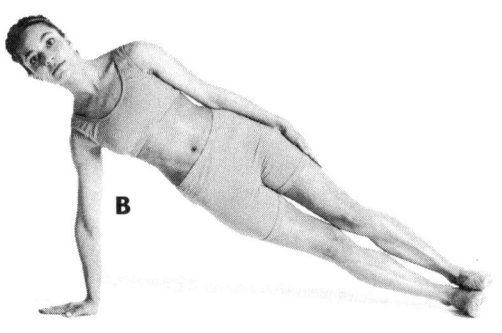

B

! *Bei Schmerzen in den Handgelenken oder*
Schultern sollten Sie diese Übung auslassen.

Ziel Versuchen Sie, den Körper durchgehend stabil zu halten und ruhig
zu balancieren.

Wichtig Ausschlaggebend an dieser Übung ist, während der ganzen
Bewegung die Schultern oben zu halten.
• Bleiben Sie fest im Zentrum und aufgerichtet in den Hüften.
• Die Bewegungen sind langsam und kontrolliert, um das
Gleichgewicht zu erleichtern.

Vorsicht Das Körpergewicht darf sich nicht auf Handgelenke oder
Schultern verlagern.
• Der Arm wird direkt entlang der Ohren über den Kopf gestreckt.
Den Körper dabei nicht nach vorne lehnen.

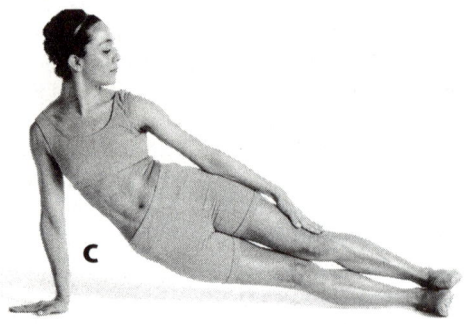

Abwandlung Da diese Position sehr schwer zu halten ist, sollten Sie sich die Bewegung erst geistig vorstellen, bevor Sie sich auf dem Arm hochdrücken.

Üben Sie das Dehnen des Armes und das Drehen des Kopfes, solange Sie noch auf den Hüften sitzen. Wenn Sie sich sicher sind, versuchen Sie erst die erhobene Stellung zu halten und einen Atemzug lang zu balancieren, bevor Sie die gesamte Übung ausführen.

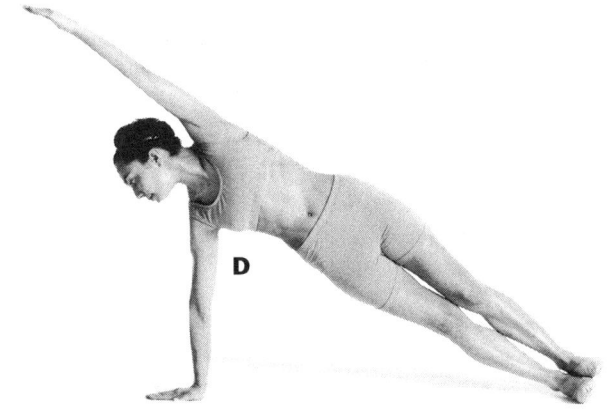

Der Bumerang

Könner

Der Bumerang ist die umfassendste Übung auf der Matte, sie dehnt und stärkt fast alle Muskeln des Körpers

1 Mit geraden Beinen aufrecht hinsetzen, der rechte Knöchel liegt auf dem linken. Die Hände sind seitlich in die Matte gepresst, damit Sie sich aus den Hüften heraus heben können.

2 Einatmen und auf die Schultern zurückrollen, bis die Beine parallel zum Boden sind.

3 Diese Position ruhig halten und mit der Ausatmung die Beine schnell öffnen und schließen und den linken Knöchel über den rechten legen.

4 Einatmen und vorwärts rollen in die V-Stellung, die Arme strecken sich zu den Zehen.

5 Balancieren, dann die Arme zurückbringen, hinter dem Rücken verschränken und vom Rumpf wegstrecken, dabei die Brust anheben, um die Dehnung zu verstärken.

6 Langsam und mit äußerster Kontrolle ausatmen und nach vorne lehnen, bis die Beine auf der Matte liegen und Ihre Nase die Knie berührt.

7 Die Arme bleiben weiterhin hinter Ihnen angehoben, schließlich die Hände sanft öffnen und nach vorne zu den Zehen bringen.

8 Den Bumerang viermal ausüben, jedes Mal die Knöchel neu verschränken. Danach aufrecht hinsetzen und das Gesäß nach vorne zu den Fersen schieben für *Die Robbe* (S. 162).

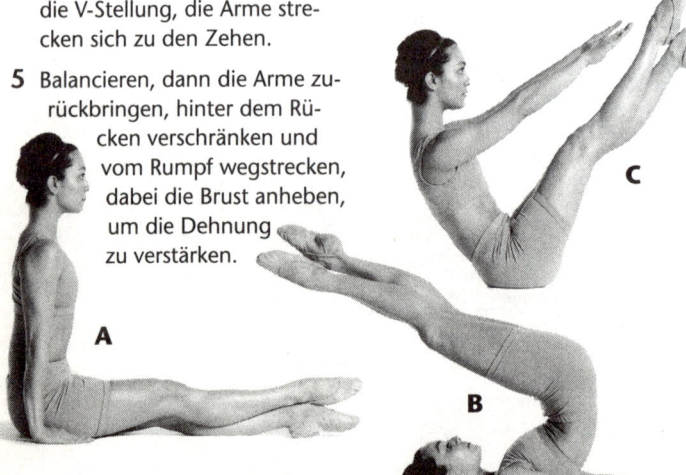

Das Bild:
Jede Ihrer Bewegungen
kommt zurück

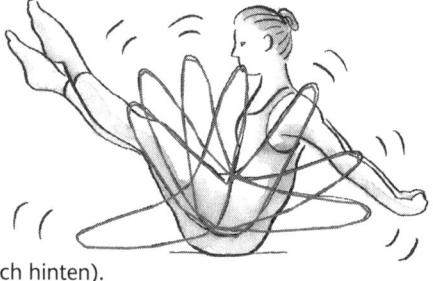

Wichtig Die Bewegung
beginnt im Powerhouse,
der Körper bleibt steif,
damit die Bewegung
nicht schlampig wirkt
(vor allem bei der Rolle nach hinten).

• Die Arme sind so gerade wie möglich, beim Anheben der Beine aus den Handflächen drücken.

• Beim Überkreuzen der Füße wird das Körpergewicht auf der Schulterrückseite balanciert.

• Wenn Sie in den Schultern sehr flexibel sind, dürfen Sie die Arme nicht so hoch heben, dass die Gelenke knacken. Die Bewegung ist immer sehr kontrolliert.

• Der Nacken entspannt sich bei der Vorwärtsbeuge, aber Sie sollten sich nicht zu lange nach vorne dehnen, sonst wird der Bewegungsfluss unterbrochen.

Vorsicht Nicht bis auf den Nacken rollen.

• Die Beine dürfen nach der Teaser-Stellung nicht auf die Matte fallen. Erinnern Sie sich an das »Vorwärtsgleiten«, während Sie Beine und Rumpf langsam absenken.

! *Diese Übung wirkt anfangs etwas einschüchternd, aber wenn Sie sich an andere Visualisierungen (Hochrollen und Teaser) erinnern, werden Sie den Bumerang bald beherrschen.*

D

E

F

161

Die Robbe

Anfänger

Die Robbe massiert die Muskulatur der Wirbelsäule, stärkt das Powerhouse und überprüft Balance und Koordination

1 Setzen Sie sich an den Anfang der Matte, die Knie sind zur Brust gezogen, die Fersen zusammen. Öffnen Sie die Knie schulterweit, dann schieben Sie die Hände durch die Beine durch und umfassen die Knöchel. Anschließend ziehen Sie die Füße von der Matte hoch, bis Sie auf Ihrem Steißbein balancieren.

2 Einatmen und den Nabel fester zur Wirbelsäule pressen.

3 Nach hinten rollen und die Füße mitnehmen. Nicht bis auf den Nacken rollen, sondern auf den Schultern balancieren. Strecken Sie die Beine leicht aus, bis die Füße über dem Kopf sind.

4 In dieser Stellung balancieren und die Fersen dreimal zusammenklatschen, so wie eine Robbe mit ihren Flossen klatscht.

5 Mit der Ausatmung nach vorne rollen, das Kinn dabei auf die Brust pressen. Ziehen Sie an den Knöcheln, um hochzukommen.

6 In der Stellung vorne balancieren und wieder die Fersen dreimal zusammenklatschen.

7 Stellen Sie sich vor, Sie sitzen in einem Schaukelstuhl und müssen sich ausbalancieren.

8 Diese Sequenz sechsmal wiederholen und spüren, wie der Rücken dabei massiert wird.

9 Eine fortgeschrittene Herausforderung für den Übergang: Lassen Sie den Schwung zur sechsten Wiederholung hin immer stärker werden. In der hinteren Stellung kreuzen Sie dann die Knöchel, lassen die Hände los und rollen nach vorne und nach oben zum Stehen. Unterstützen Sie den Schwung durch das Powerhouse und die nach vorne gestreckten Arme.

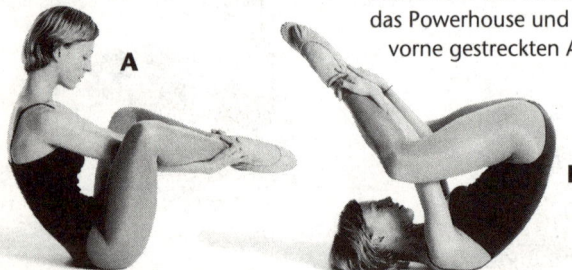

A

B

**Das Bild: Sie balancieren
in einem Schaukelstuhl**

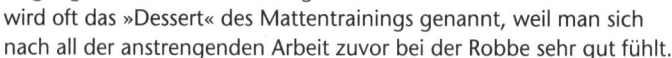

Ziel Versuchen Sie, hinten und
vorne zu balancieren, während
die Füße nur wenige Zentimeter
über der Matte schweben.

Wichtig Ausschlaggebend bei
der Robbe ist, immer entspannt
zu bleiben und Spaß an der Bewegung zu haben. Diese Übung
wird oft das »Dessert« des Mattentrainings genannt, weil man sich
nach all der anstrengenden Arbeit zuvor bei der Robbe sehr gut fühlt.
• Schaukeln Sie nach vorne und hinten mit Hilfe des Powerhouses
und Ihrer Atmung.
• In der Stellung über dem Kopf können Sie die Beine auch leicht ausstrecken, aber die Hüften bleiben unten.

Vorsicht Vermeiden Sie es, den Kopf nach hinten und vorne zu werfen, um die Schaukelbewegung einzuleiten. Die Bewegung beginnt
aus dem Powerhouse, mit dem Ziehen an den Knöcheln können Sie
Schwung aufbauen.
• Nicht zu weit nach hinten auf den Nacken rollen. Das Gewicht sollte
auf der Rückseite der Schultern bleiben.
• Dies soll eine entspannende Übung sein, achten Sie darauf, dass
sich Schultern und Beine beim Schaukeln nicht verspannen.

Abwandlung Falls es Ihnen sehr schwer fällt, die Fersen in der hinteren Stellung zusammenzuklatschen, lassen Sie dies aus und tun es
nur in der vorderen Balance-Stellung.

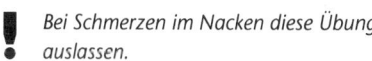

*Bei Schmerzen im Nacken diese Übung
auslassen.*

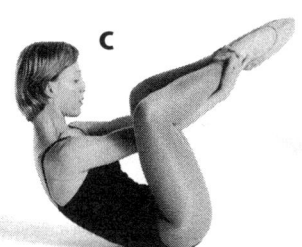

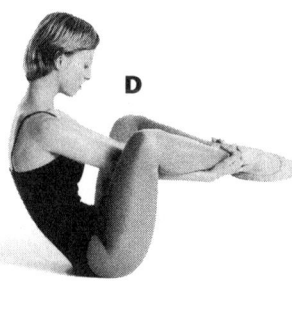

Liegestütze

Könner

**Die Liegestütze stärken Schultern, Brust, Arme
und oberen Rücken.
Die Pilates-Liegestütze dehnen außerdem die Schultern
und Rückseiten der Beine**

1 Stellen Sie sich hinten auf die Matte, Füße und Beine sind in der Pilates-Stellung.

2 Einatmen und den Nabel zur Wirbelsäule ziehen.

3 Ausatmen, die Hände nach unten vor die Füße bringen und die Handflächen auf die Matte pressen. Die Rückseite der Beine wird dabei gedehnt.

4 Einatmen und mit den Händen nach vorne auf der Matte laufen, bis die Handflächen direkt unter den Schultern sind.

5 Ausatmen und die Hüften senken, bis sie in einer Linie mit dem restlichen Körper sind.

6 Machen Sie drei Liegestütze, indem Sie die Arme beugen und strecken, die Ellbogen bleiben dabei eng an den Seiten. (Normal atmen.)

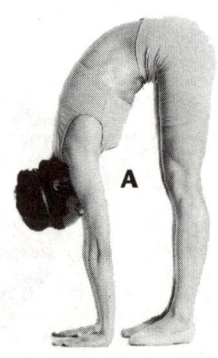

Das Bild:
Ein Riesenfinger
stützt Ihr Zentrum

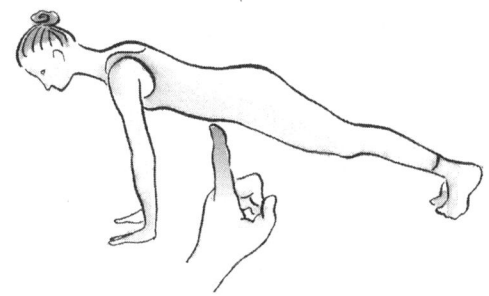

7 Beim letzten Liegestütz falten Sie sich im Zentrum zusammen und bringen die Brust in Richtung Beine. Mit der Ausatmung die Handflächen und Fersen fest in die Matte pressen und den Bauchnabel für eine vollkommene Dehnung tiefer zur Wirbelsäule bringen. Stellen Sie sich vor, Ihr Zentrum wird von einem riesigen Finger nach oben gedrückt.

8 Einatmen und mit den Händen zu den Füßen zurücklaufen. Die Beine sind dabei ganz gerade.

9 Ausatmen und den Körper in die stehende Stellung hochrollen.

10 Diese Sequenz nicht mehr als dreimal wiederholen.

! *Achtung: Als weitere Herausforderung können Sie versuchen, die gesamte Liegestütz-Sequenz auf einem Bein balancierend auszuführen. Das andere Bein bleibt dabei immer angehoben. Anschließend die Sequenz zum Ausgleich mit dem anderen Bein wiederholen.*

11 Danach können Sie sich aufrichten und stolz sein: Sie haben soeben das gesamte Pilates-Mattentraining beendet!

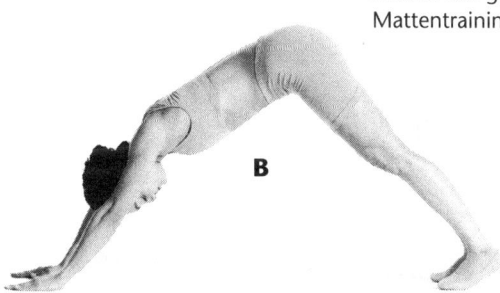

B

Ziel Versuchen Sie, den Körper steif zu machen und die Ellbogen eng an den Seiten zu lassen.

Wichtig Ausschlaggebend ist ein festes Zentrum mit dem Nabel an der Wirbelsäule, Gesäß und Beine sind fest zusammengepresst. Powerhouse!
• Kopf und Körper sind in einer geraden Linie. Stellen Sie sich vor, Sie berühren mit Ihrem Kinn beim Senken den Boden und schieben sich beim Heben aus den Handflächen hoch.
• Je steifer Ihr Körper ist, desto geringer ist die Möglichkeit, im Zentrum einzusacken.

Vorsicht Ihre Mitte darf nicht nach unten fallen, denn dann liegt ein Großteil des Gewichts auf den Schultern.
• Ihr Kopf darf im Liegestütz nicht nach unten hängen.

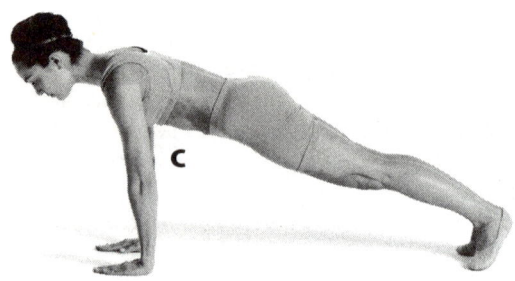

Abwandlung Wenn es zu schwierig ist, die Ellbogen an den Seiten zu lassen, können Sie sie leicht öffnen. Aber das darf keine Gewohnheit werden! Führen Sie erst kleine Bewegungen aus, Sie werden langsam Fortschritte machen.

Steigerung Wenn Sie bei einem Ein-Bein-Liegestütz mit den Händen nach hinten laufen, heben Sie das hintere Bein noch etwas höher und halten diese Höhe, während Sie versuchen, beide Hände gleichzeitig vom Boden zu drücken. Aufrichten, die Arme lang nach vorne und das Bein nach hinten strecken, wie in der Ballettpose Arabesque. Die Füße dann zusammenbringen und ganz aufgerichtet stehen, bevor Sie die Sequenz mit dem anderen Bein wiederholen.

! *Vermeiden Sie die Übung bei Schmerzen in Rücken, Handgelenken oder Schultern.*

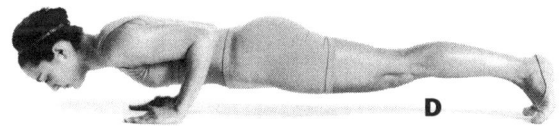

Die stehende Armfolge

Reißverschluss

Brust erweitern

Kopf rasieren

Armkreisen

Bizeps aufrollen I

Bizeps aufrollen II

Trizeps verlängern

Der Käfer

Boxen

Ausfallschritt

Diese Übungen können mit oder ohne Hanteln ausgeführt
werden, es wird aber nicht mehr als ein Kilo empfohlen.
Sie müssen nicht jedes Mal alle Übungen der stehenden
Armfolge abarbeiten. Suchen Sie sich die aus,
die am besten zu Ihrem Trainingsniveau passen.

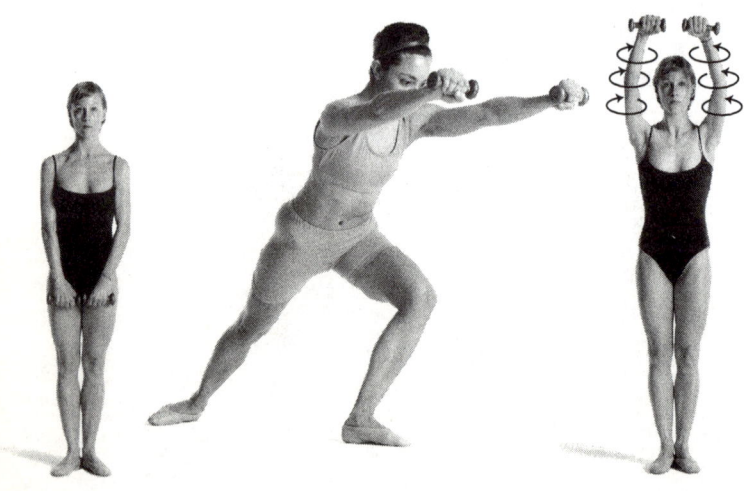

Reißverschluss

Anfänger

1 In der Pilates-Stellung stehen und die Arme nach vorne hängen lassen.

2 Mit der Einatmung die Hände in der Mittellinie des Körpers nach oben führen, dabei die Ellbogen seitlich beugen.

3 Stellen Sie sich vor, Sie ziehen einen schweren Reißverschluss zu.

4 Mit der Ausatmung die Hände langsam senken und dabei der Schwerkraft widerstehen.

5 Stellen Sie sich vor, Sie drücken den Kolben einer großen Luftpumpe herunter.

6 Die Übung drei- bis fünfmal wiederholen, dabei sich langsam und bewusst bewegen, um Widerstand zu erzeugen.

Steigerung Heben Sie sich hoch auf die Zehen beim Zuziehen des Reißverschlusses und senken Sie sich langsam beim Hinunterpressen.
• Die Fersen dürfen sich dabei nicht öffnen.

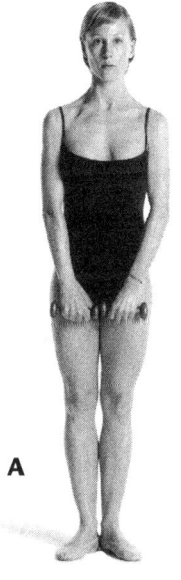

A

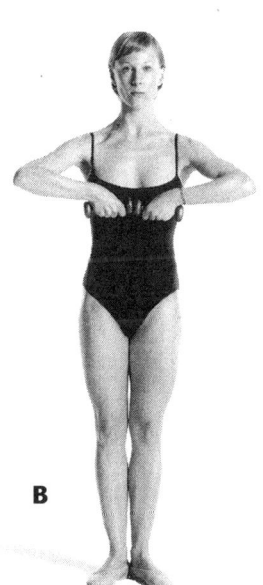

B

Brust erweitern

Anfänger

1 In der Pilates-Stellung die Arme an den Seiten lang hängen lassen.

2 Mit der Einatmung die Hände nach hinten pressen und die Brust dabei öffnen.

3 Den Atem anhalten, während Sie den Kopf langsam nach links und dann nach rechts drehen und dabei die Nacken- und Schultermuskulatur dehnen. Stellen Sie sich vor, Sie ziehen an einer schweren Feder, die an der Wand vor Ihnen befestigt ist.

4 Den Kopf zum Zentrum zurückbringen und mit der Ausatmung die Arme wieder an den Seiten hängen lassen.

5 Viermal wiederholen und dabei jedes Mal die Drehrichtung des Kopfes wechseln.

Steigerung Auf die Zehen erheben, während Sie die Arme nach hinten pressen, weiterhin darauf balancieren und den Kopf von Seite zu Seite drehen. Mit der Ausatmung auf die Fersen senken und in die Ausgangsstellung zurückkommen.

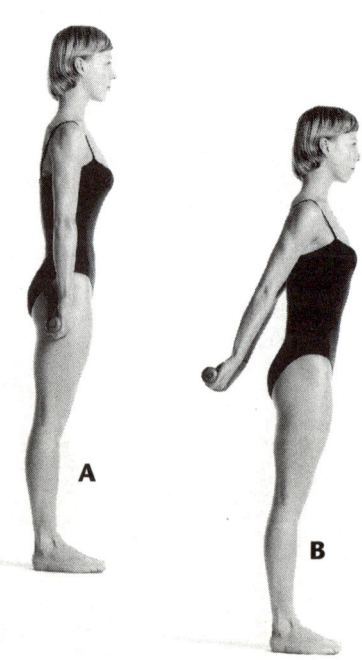

Kopf rasieren

Anfänger

1 In der Pilates-Stellung stehen, die Hände in einem Dreieck hinter dem Kopf halten. Bei der Durchführung dieser Übung nicht die Schultern heben.

2 Mit der Einatmung die Hände in einer leicht schrägen Bewegung nach vorne pressen. Stellen Sie sich vor, Sie rollen mit den Händen einen großen Stein einen steilen Berg hinauf.

3 Mit der Ausatmung die Hände wieder hinter den Kopf zurückbringen und sich vorstellen, dass Sie das Gewicht des Steins jetzt über Ihrem Kopf haben.

4 Die Bewegungen mit dem Powerhouse kontrollieren.

5 Die Sequenz fünfmal wiederholen.

Steigerung Mit der Armstreckung auf die Zehen hochschieben und beim Zurückkehren in die Ausgangsstellung wieder auf die Fersen sinken.

• Die Fersen dürfen sich bei der Übung nicht voneinander entfernen.

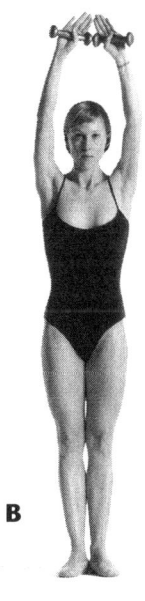

A

B

Armkreisen

Anfänger

1 In der Pilates-Stellung die Arme nach vorne hängen lassen.

2 Die Arme in kleinen, kontrollierten Kreisen nach oben führen.

3 Achten Sie darauf, dass Sie den ganzen Arm aus der Schulter heraus kreisen lassen und nicht aus dem Handgelenk oder dem Unterarm. Stellen Sie sich vor, Sie tragen einen schweren Korb in jeder Hand.

4 Mit dem Kreisen fortfahren, bis die Arme über den Schultern sind und dann die Kreise umkehren, während Sie die Arme wieder zurückbringen.

5 Achten Sie darauf, dass Sie die Schultern während des Hebens und Senkens nach unten und von den Ohren wegpressen.

6 Drei- bis fünfmal wiederholen.

Steigerung Beim Armkreisen nach oben auf die Zehen heben und beim Kreisen nach unten auf die Fersen zurückkommen.

• Wenn Sie diese Übung richtig durchführen, sollten Sie Ihr Powerhouse während aller Bewegungen spüren. Denken Sie daran, dass das Körpergewicht leicht nach vorne geschoben wird und sich über den Zehen befindet.

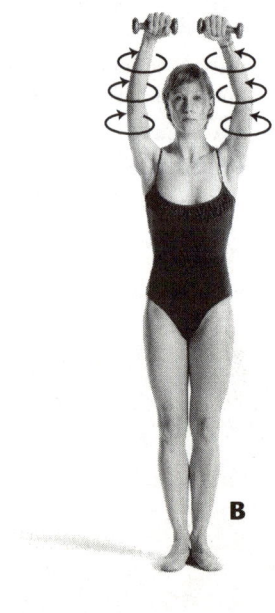

A

B

Bizeps aufrollen I

Anfänger

1 In der Pilates-Stellung die Arme gerade vor sich ausstrecken, die Hände sind zu Fäusten geballt, die Handrücken zeigen nach unten.

2 Mit der Einatmung langsam Handgelenke und Unterarme zu den Schultern rollen, als würden Sie an zwei schweren Federn ziehen, die an der Wand vor Ihnen befestigt sind.

3 Mit der Ausatmung die Arme wieder in die Ausgangsposition zurückrollen und dabei versuchen, der Kraft der Federn zu widerstehen.

4 Die Ellbogen dürfen beim Aufrollen und Zurückrollen nicht nach unten fallen.

5 Die Schultern nach unten, von den Ohren wegpressen.

6 Drei- bis fünfmal wiederholen.

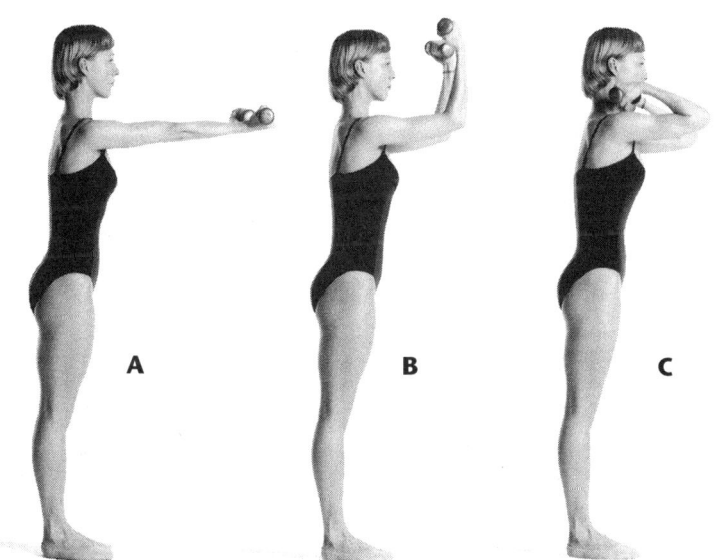

A   B   C

Bizeps aufrollen II

Anfänger

1 In der Pilates-Stellung die Arme an den Seiten ausstrecken, die Hände sind zu Fäusten geballt, die Handrücken zeigen nach unten.

2 Achten Sie darauf, dass die Arme etwas vor Ihren Schultern, also noch in Ihrem Sichtbereich, sind.

3 Mit der Einatmung die Handgelenke und Unterarme in einer langsamen und kontrollierten Bewegung zu den Schultern hochrollen, als würden Sie an schweren Federn ziehen, die an den Seitenwänden befestigt sind.

4 Mit der Ausatmung die Arme wieder in die Ausgangsposition zurückrollen und dabei dem Zug der Federn widerstehen.

5 Die Schultern dürfen sich beim Aufrollen nicht heben.

6 Achten Sie darauf, dass die Ellbogen während der gesamten Übung in einer Linie mit den Schultern sind.

7 Drei- bis fünfmal wiederholen.

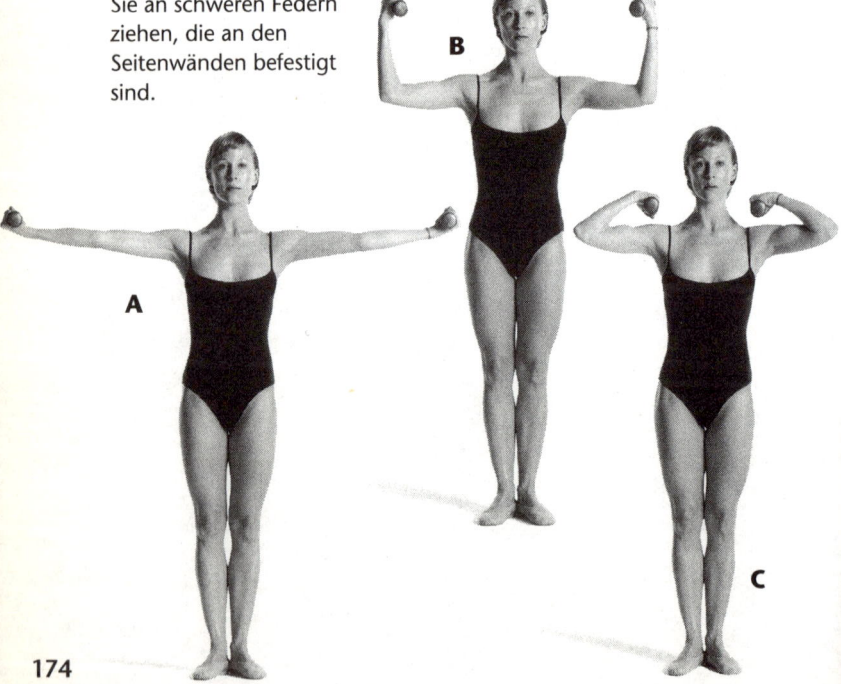

Trizeps verlängern

Fortgeschrittene

1 Im Stehen die Füße parallel und in eine Linie mit den Hüften bringen.

2 Die Knie beugen, bis die Kniescheiben direkt über den Zehen sind.

3 Den Oberkörper nach vorne falten, bis der Rücken so gerade wie eine Tischfläche ist, der Kopf befindet sich in einer Linie mit der Wirbelsäule.

4 Die Hände zu Fäusten ballen, die Handflächen zeigen zueinander, die Ellbogen fest an den Körperseiten beugen und die Fäuste zu den Schultern hochbringen.

5 Mit der Einatmung die Arme langsam nach hinten ausstrecken, als würden Sie an zwei Federn ziehen, die an einer Wand vor Ihnen befestigt sind.

6 Die Arme werden vollkommen ausgestreckt, ohne dass die Ellbogen sich von der Stelle bewegen.

7 Mit der Ausatmung die Hände wieder zurück zu den Schultern bringen und dabei dem Zug der imaginären Federn widerstehen.

8 Die Knie bleiben gebeugt, die Bewegungen werden mit dem Powerhouse kontrolliert.

9 Drei- bis fünfmal wiederholen.

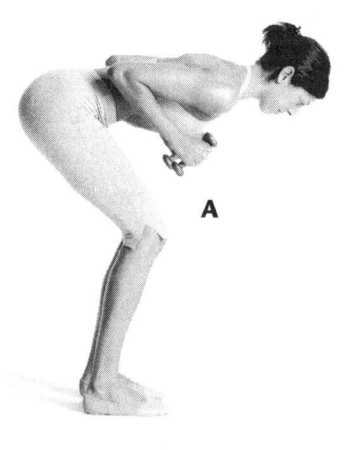

A

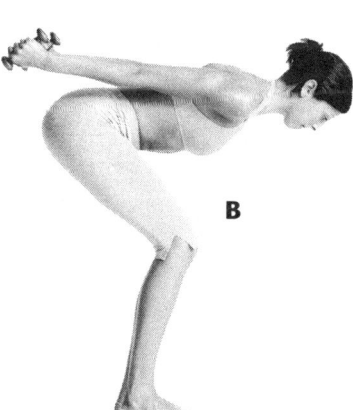

B

Der Käfer

Fortgeschrittene

1 Die Füße stehen parallel zueinander und in einer Linie direkt
unter den Hüften.
(Stellen Sie sich eine Linie
von den Hüftknochen bis zur
Fersenmitte vor.)

2 Die Knie beugen, bis die Kniescheiben über den Zehen stehen.

3 Den Körper nach vorne falten,
bis der Rücken gerade ist, die
Arme hängen gerade zur Matte
herunter.

4 Die Hände zu Fäusten ballen,
die Fingerknöchel schauen sich
an. Die Ellbogen auf die Seiten
hin öffnen.

5 In einer langsamen und kontrollierten Bewegung einatmen
und die Ellbogen hochbringen,
bis sie in einer Linie mit den
Schultern sind. Stellen Sie sich
vor, Sie öffnen eine schwere
Falltür.

6 Ausatmen und dem Zug der Tür
widerstehen, während Sie langsam die Fäuste wieder zueinander bringen.

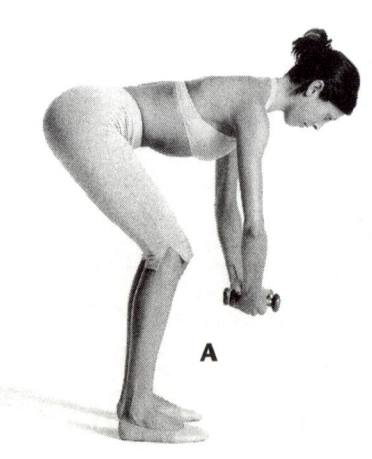

A

7 Achten Sie darauf, dass der Kopf in einer Linie mit der Wirbelsäule bleibt und nicht nach vorne hängt oder nach hinten gehoben wird. Stellen Sie sich vor, Sie pressen die Schädeldecke in eine Wand vor Ihnen.

8 Wenn der Rücken während dieser Übung schmerzt, sofort aufhören. Nach vorne rund werden und langsam wieder in die stehende Position hochrollen.

9 Die Knie bleiben gebeugt und in einer Linie mit den Hüften, kontrollieren Sie die Bewegungen mit Ihrem Powerhouse.

10 Drei- bis fünfmal wiederholen.

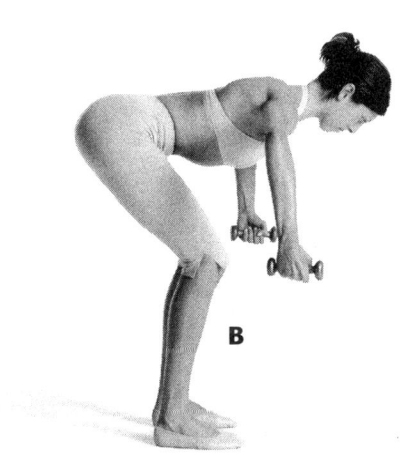

B

Boxen

Könner

1 Die Füße stehen direkt unter den Hüften und parallel zueinander.

2 Die Knie beugen, bis die Kniescheiben über den Zehen sind, dann den Oberkörper falten, bis er gerade ist wie ein Tisch, der Kopf befindet sich in einer Linie mit der Wirbelsäule.

3 Fäuste ballen, die Handknöchel schauen sich an, die Ellbogen in die Seiten pressen.

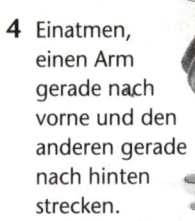

A

4 Einatmen, einen Arm gerade nach vorne und den anderen gerade nach hinten strecken. Dabei das Handgelenk drehen, sodass die Handfläche vorne nach unten schaut und hinten nach oben.

C

5 Mit der Ausatmung die Fäuste wieder zu den Seiten bringen.

6 Einatmen und die Sequenz umgekehrt wiederholen, die Arme bleiben in einer Linie mit dem Körper.

7 Jede Seite drei- bis fünfmal wiederholen.

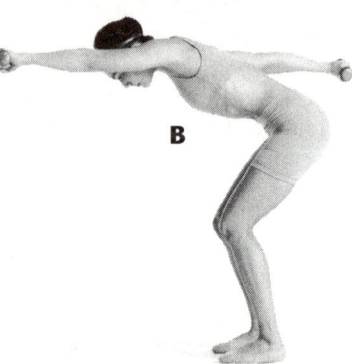

B

- Die Arme nicht nach vorne oder hinten werfen.

- Diese Übung sollte mit Hilfe des Powerhouses langsam und kontrolliert ausgeführt werden.

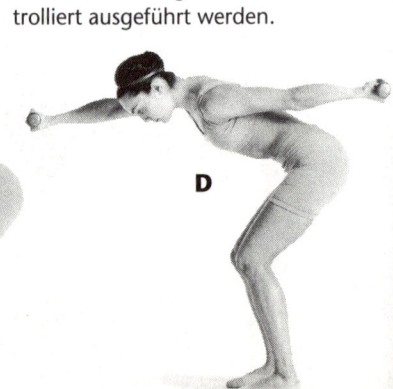

D

Ausfallschritt

Könner

1 In der Pilates-Stellung die Ferse des linken Fußes gegen die Wölbung des rechten Fußes stellen. (Die dritte Position beim Ballett.)

2 Den Oberkörper drehen und nach links schauen, die Arme sind lang an den Seiten.

3 In einer schnellen und kontrollierten Bewegung den linken Fuß in einem diagonalen Ausfallschritt nach vorne setzen und den Oberkörper hineinlehnen, die Arme nach oben in Höhe der Ohren bringen. Mit dem Ausfallschritt einatmen. (Stellen Sie sich vor, Sie halten eine Menschenmenge zurück.)

4 Mit der Ausatmung den linken Fuß zurücknehmen und in die Ausgangsposition zurückkommen.

5 Machen Sie drei Ausfallschritte auf jeder Seite.

Steigerung In der ausgestreckten Ausfallstellung die geraden Arme nach oben und unten heben, ohne den Rumpf zu bewegen. Der Nacken bleibt lang und die Schädeldecke streckt sich zur Stabilität in Richtung zur Wand. Mit der Ausatmung die Arme senken, mit der Einatmung heben. Maximal drei Wiederholungen machen.

• Beim Ausfallschritt dürfen die Hüften nicht unter das Knie gesenkt werden.

• Den Rumpf beim Ausfallschritt nicht auf dem Schenkel ruhen lassen.

• Nach hinten auf das gerade Bein strecken, um das Gewicht gleichmäßig zu verteilen.

• Der Bauchnabel bleibt während der gesamten Bewegung an die Wirbelsäule gepresst.

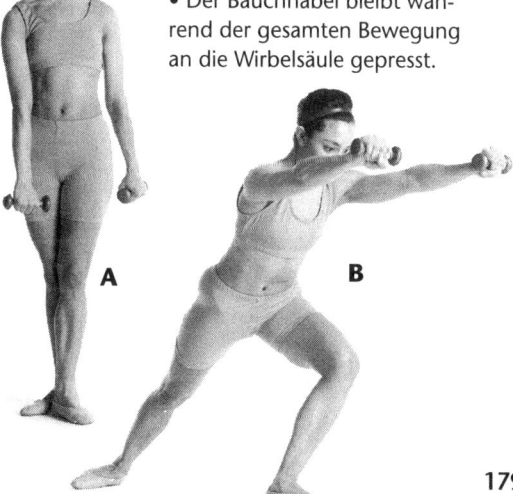

A   B

Die Wand

(Abkühlen)

Kreise an der Wand
Gleiten an der Wand
Abrollen an der Wand

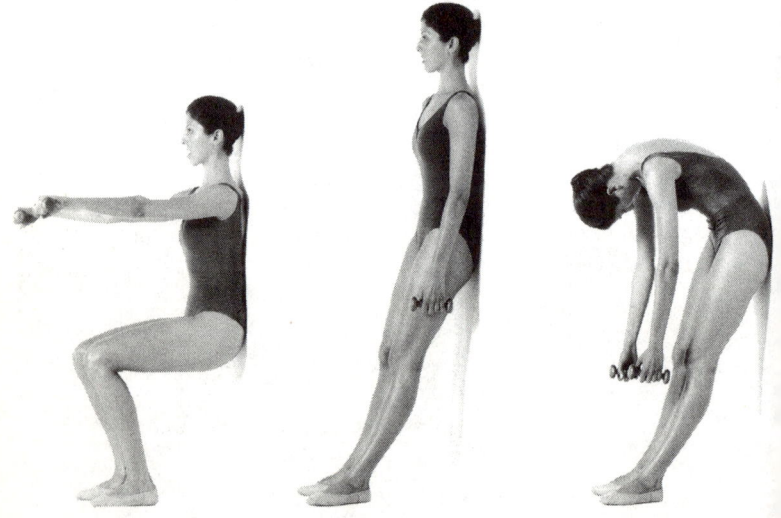

Kreise an der Wand

1 Sich mit dem Rücken an eine Wand stellen, die Füße sind in der Pilates-Stellung und ungefähr 15 bis 25 Zentimeter von der Wand entfernt.

2 Den Rücken flach an die Wand pressen, sodass Sie alle Wirbel spüren.

3 Dann die Arme vor dem Körper kreisen, dabei aber nicht über Schulterhöhe heben, die Hände dürfen sich nicht aus der Sichtweite bewegen. Stellen Sie sich vor, Sie halten einen schweren Farbeimer in jeder Hand.

4 Mit der Einatmung den Kreis beginnen, mit der Ausatmung vervollständigen.

5 Fünf Kreise in jede Richtung durchführen.

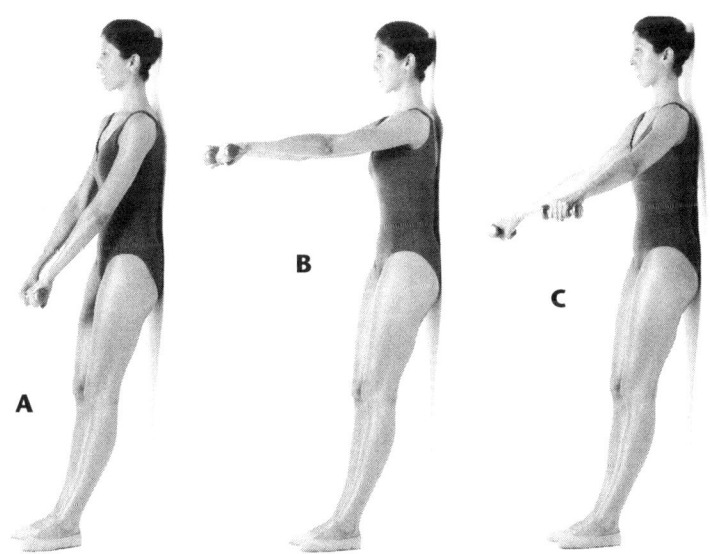

A   B   C

Insider-Tipps Achten Sie darauf, dass der untere Rücken sich nicht von der Wand wegwölbt.

• Die Schultern werden nach unten gepresst, von den Ohren weg, sodass die kreisende Bewegung von den Muskeln des Powerhouses und nicht von den Schultern ausgeführt wird.

• Am Anfang wird es sicher schwer sein, den ganzen Rücken flach an die Wand zu drücken, achten Sie also darauf, dass zumindest Ihr unterer und mittlerer Rücken Kontakt mit der Wand behält.

• Während der Übung immer aufrecht bleiben, Sie dürfen nicht in den unteren Rücken oder die Schultern einsinken.

Gleiten an der Wand

1 Den Rücken in die Wand pressen, die Füße sind hüftweit geöffnet und etwa 15 bis 20 Zentimeter von der Wand entfernt. (Der Abstand richtet sich nach Ihrer Größe.)

2 Beginnen Sie, mit dem Rücken an der Wand herunterzurutschen, indem Sie die Knie beugen. Die Knie bleiben in einer Linie mit den Hüften. Sie dürfen nicht so weit nach unten rutschen, dass Ihr Gesäß unter Kniehöhe sinkt. Aufhören, wenn Sie spüren, dass Sie die Sitzposition bequem halten können.

3 Achten Sie darauf, dass die gesamte Wirbelsäule Kontakt mit der Wand hält, indem Sie das Powerhouse einsetzen. Stellen Sie sich vor, Sie werden von einem starken Magneten hinter der Wand angezogen.

4 Beim Herunterrutschen einatmen und den Atem so lange wie möglich anhalten.

5 Ausatmen und nach oben rutschen, indem Sie sich von den Fußsohlen nach oben pressen.

6 Die Sequenz dreimal wiederholen und dabei so lange wie möglich in der sitzenden Stellung bleiben.

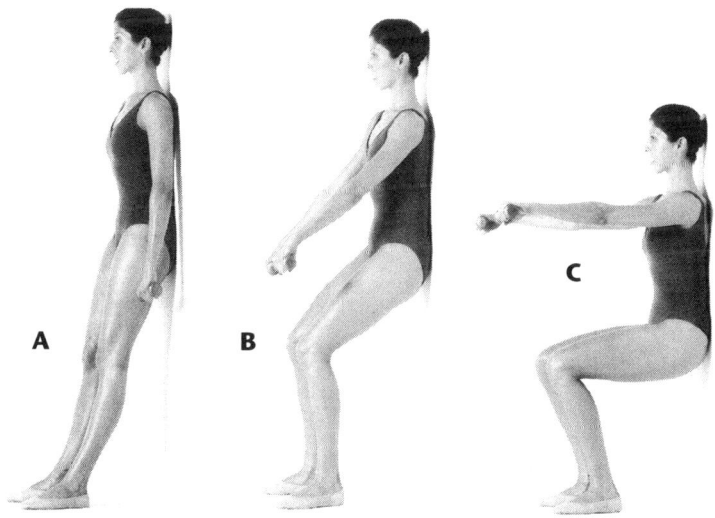

A   B   C

Steigerung In der sitzenden Stellung können Sie die Armkreise von Seite 173 wiederholen oder einfach nur die Arme beim Herunterrutschen in Schulterhöhe heben und beim Hochrutschen nach unten senken, wie auf den Fotos unten. Solange Sie den Atem anhalten, bleiben die Arme in Schulterhöhe. Mit der Ausatmung die Arme senken.

Abrollen an der Wand

Diese Sequenz kann als Entspannung oder als Dehnung nach einer Übung durchgeführt werden.

1 Stellen Sie sich mit dem Rücken flach an eine Wand, die Füße sind in der Pilates-Stellung etwa 20 bis 25 Zentimeter von der Wand entfernt.

2 Mit der Einatmung nach unten rollen, das Kinn zur Brust bringen und dann jeden einzelnen Wirbel von der Wand »schälen«. Stellen Sie sich vor, eine Klebmasse hält Sie beim Rollen an der Wand fest.

3 Nach unten rollen bis zu dem Punkt, an dem Ihr Steißbein noch Kontakt mit der Wand hat, die Arme hängen locker an den Seiten herunter.

4 Den Bauchnabel tief zur Wirbelsäule ziehen, um die Dehnung zu erhöhen. Alle Muskeln des Powerhouses einsetzen, um die Kontrolle in dieser Stellung zu behalten. Stellen Sie sich vor, Sie lehnen sich über ein Geländer.

5 Die Arme kreisen locker, Kopf und Nacken entspannen sich. Natürlich atmen.

6 Nach fünf Kreisen in jede Richtung einatmen, an der Wand nach oben rollen und jeden Wirbel in die Wand pressen.

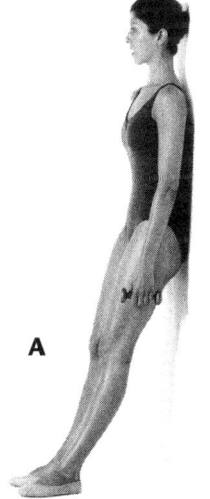

A

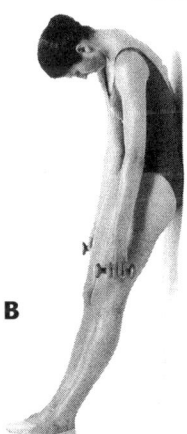

B

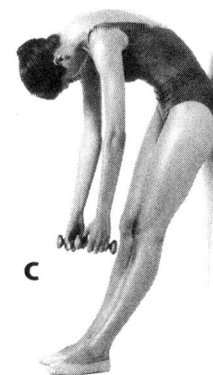

C

Insider-Tipps Versuchen Sie mit Hilfe des Powerhouses nach oben zu rollen, nicht mit Hilfe des Kopfes. (Ihr Kopf hebt sich zuletzt nach oben.)

• Vielleicht müssen Sie zu Beginn des Aufrollens die Knie weich machen oder Ihr Becken leicht nach innen kippen.

• Achten Sie darauf, dass Sie die gesamte Wirbelsäule in die Wand pressen und dabei die Brust öffnen und ausatmen.

Glossar

Dies ist nur ein kurzer Leitfaden zu den Begriffen, die verwendet werden, und zu den Bezeichnungen der einzelnen Muskeln. Detaillierte Informationen finden Sie in einem Nachschlagewerk zur Anatomie.

Muskeln

Bizeps Die Muskeln, die auf der Innenseite des Armes vom Ellbogen bis zur Achsel verlaufen.

Oberschenkelstrecker Die Muskeln, die von der Rückseite der Knie bis zum Gesäß verlaufen.

Quadrizeps Eine große Muskelgruppe, die an der Vorderseite des Oberschenkels vom Knie bis zu den Hüften hoch verläuft.

Trizeps Die Muskeln, die auf der Rückseite des Armes von den Ellbogen bis zur Schulter verlaufen.

Begriffe

Bewegungsgrad Der Umfang einer Bewegung, in der ein Muskel bequem und ohne Probleme trainiert werden kann.

Dynamik Die energetische Leistung, mit der Sie eine Bewegung ausführen. Im Mattentraining ist die Dynamik wichtiger als die Geschwindigkeit. Sie sollten eine Übung allerdings nicht mit so viel Energie ausüben, dass Sie sie nicht mehr kontrollieren können.

»Lang machen« Das Dehnen oder Strecken ohne Belastung und ohne Anspannung der Muskulatur.

»Nabel zur Wirbelsäule« Diese körperliche und geistige Verbindung der Bauchmuskulatur mit der Wirbelsäule schützt und stärkt die Muskeln im Powerhouse.

Pilates-Stellung Die Füße stehen in V-Position, die Fersen berühren sich und die Spitzen der Füße sind einige Zentimeter voneinander entfernt. Die Beine werden von den Fersen bis zu den Rückseiten der inneren Oberschenkel fest zusammengepresst.

Powerhouse Alle Muskeln, die unter dem unteren Ende der Rippen um den ganzen Körper herum liegen.

Schwung Die Kraft, mit der Sie die Bewegung ausführen. In keiner Übung des Mattentrainings darf der Körper herumgeworfen werden. Der Schwung für jede Bewegung sollte in Ihrem Zentrum oder Powerhouse beginnen und immer unter Ihrer Kontrolle bleiben.

Überstreckung Die Streckung eines Körperteils über das normale Limit hinaus. (Ein Bein, das im Knie nach hinten gedrückt wird, wird als überstreckt bezeichnet.)

»Weich machen« Das ist der Punkt, bis zu dem die Arme und Beine gestreckt werden können, ohne dass das Gelenk einrastet. (Bei einem »weichen« Knie ist das Gelenk also nicht eingerastet und das Knie nicht überstreckt.)

Adressen

Deutschland

Galina Rohleder
Instructor
Wielandstraße 6
10625 Berlin
Telefon 030/823 11 24
Internet: www.pilatesinberlin.de

Studio für Körperbewusstsein
Kornelia Ritterpusch
Grindelhof 89, Haus 9, Garten
20146 Hamburg
Telefon 040/410 72 73

Studio für Körpertraining
Vesna Matthies
Mittelweg 31b
20148 Hamburg
Telefon 040/45 21 93

Studio für Körpertraining
Rolf Amend
Oelkersallee 33
22759 Hamburg
Telefon 040/43 25 45 77

Alexander Bohlander
(Polestar)
Bahnhofstraße 30
41539 Dormagen
Telefon 02133/21 50 50

Springs
Pilates Studio Köln
Krefelderstr. 18
50670 Köln
Telefon 0221/1679467

Gymnastik
Verena Geweniger
Alte Darmstädter Str. 12a
64367 Mühltal
Telefon 06151/14 57 85

Body Control Studio
Sabine Klein
Zum-Jungen-Straße 15
60320 Frankfurt
Telefon 069/56 10 20

Schöffner Physiotherapie
Leerbachstraße 122
60322 Frankfurt
Telefon 069/59 30 30

Leigh Matthews
Instructor
Hans-Thoma-Str. 7 (H. h.)
60596 Frankfurt
Telefon 069/603 21 56

Telos-Studio
Florianstraße 20
70188 Stuttgart
Telefon 0711/28 28 72

Davorka Kulenovic
Instructor
Sickstraße 32
70190 Stuttgart
Telefon 0711/923 90 26

Studio Pilates
Gudrun Tamara Beck &
Francisco Benitez
Schwabstr. 26
70197 Stuttgart
Telefon 0711/2635507

Body Control
Pilates Studio
Christin Kuhnert
Claude-Lorrain-Straße 13
81543 München
Telefon 089/65 67 31

KG-Praxis A. Grell
A. Risch
Donaustraße 3 1/2
85049 Ingolstadt
Telefon 0841/174 40

Österreich
Performing Arts Studio
Zieglergasse 7
1070 Wien
Telefon 01/522 81 44

Schweiz
Pilates®Exercise
Nordstraße 145
8037 Zürich
Telefon 01/350 22 77

Danksagungen

Die Autorin möchte sich bei den folgenden Personen für ihre Mitarbeit bei der Fertigstellung dieses Buches bedanken:

Der Fotograf: Marc Royce

Frisur, Make-up und Styling-Guru: Bryan Marryshow

Die Models: Julianna Womble, Caitlin Cook und Dana Eisenstein

Bei Romana Kryzanowska, Sari Pace, Sean Gallagher, Elyssa Rosenberg und the Pilates Studio für ihr vorzügliches Training.

Für die Benutzung der Kleidungsstücke:
Capezio, Barishnakov, Danskin und Norma Kamali.

Für Unterstützung und Toleranz:
Charles Bergau, Michele Hicks, Kevin Jennings, Erika Morrell, Bruce Lederman, Lauren Marino und das Broadway Team und die gesamte Bande aus dem re:AB-Studio. Danke schön!

Einen ganz besonderen Dank an Debra Goldstein für ihre endlose Unterstützung und ihren Enthusiasmus. Du hebst deine Arbeit als literarische Agentin auf ein neues Niveau!

Und an meine Mom ... denn sie hat mich gelehrt, dass ich alles erreichen werde, was ich will, wenn ich mich nur richtig darauf konzentriere. Ich liebe dich!

Die Autorin

Brooke Siler ist die Besitzerin von re:AB, dem bekannten Sportstudio in NoHo, New York. Viele Zeitschriften bejubeln sie als die »Trainerin der Stars«, die Vogue bezeichnete sie sogar als die beste Trainerin im Land. Brooke gehört schon zu den bekanntesten Fitness-Gurus von heute.

Brooke Siler wurde von Romana Kryzanowska, der absoluten Autorität in der Pilates-Methode, ausgebildet. Romana Kryzanowska hat dreißig Jahre bei Joseph Pilates studiert und seither weitere dreißig Jahre mit dieser Methode gearbeitet, was ihr den Ruf der großen Dame des Pilates einbrachte. Brooke Siler lernte über sechshundert Stunden bei Romana Kryzanowska und hat sich seither ihren eigenen Ruf als hoch angesehene Pilates-Lehrerin erarbeitet.

Nach ihrem Abschluss am Pilates Studio in New York begann Brooke Siler Privatschüler in ihrer Wohnung in Greenwich Village zu trainieren. Ihr Ruf breitete sich durch Mundpropaganda aus, zumal zu ihrem Kundenkreis viele berühmte Persönlichkeiten gehörten. Es dauerte nicht lange, bis die Presse sich für sie interessierte. 1997 akzeptierte Brooke eine Geschäftspartnerschaft mit ihrer Freundin, Topmodel und Schauspielerin Michele Hicks. Zusammen gründeten sie das re:AB, ein Sportstudio für Einzel- und Gruppenunterricht in der Pilates-Methode. Seit das re:AB im Juni 1997 eröffnet wurde, erschien es in Fernsehsendungen von NBC-News, NY1 News, E! und VH-1, und so unterschiedliche Publikationen wie *Elle*, *The New York Observer*, *Vogue*, *People*, *Harper's Bazar* und *Cosmopolitan* brachten große Berichte.